熊倉伸宏

神経症の臨床病理

新興医学出版社

この本を手にされた方に

「この病気は精神的なものですか」

多少とも臨床経験があれば、患者から、そう問われたことがあるだろう。「精神的」という言葉で患者は何を問うのか。治療者は何と答えるのか。

治療者が語る「心」という言葉が、はからずも、患者の心を深く傷つけることがある。そのような恐ろしさを、初心者の私に、教えた貴重な臨床事例があった。

1972年の日本、急速な発展をなし遂げた東京に、新しい都市型大気汚染、「光化学スモッグ被害」が起きた。その被害が実は心因性疾患だとする心因説が生じた。そして、医療行政に想定外の大混乱を引き起こした。当時、私たち東京都の精神科医は、その臨床にかかわった。実に、困難で、有益な出会いがあった。

その困難が忘却される時が必ず来ると予見した精神科医たちは、当時、一番、若かった私に、それを記録して語り継ぐ役割を課した。その約束を果たすために、今、この本を書いている。

これは、その臨床的出会いの記録であり、そこから始まった神経症の臨床病理学的研究の記録である。

患者と治療者が、「心」について、より、深く、豊かに語り合える日が来ることを願って、今にこそ、本書を送る。

2015年8月6日

筆者

目 次

はじめに……………………………………………………4

本書の構成…………………………………………………10

第一部　心因論争の臨床報告……………………………11
Ⅰ．光化学スモッグ被害における心因論争…………12
Ⅱ．心因論争の実際と回顧的考察……………………49

第二部　心因論の研究……………………………………69
Ⅰ．神経症と仮病扱い…………………………………70
　次の論文を読むにあたっての予備的解説…………70
　ケース・スタディ……………………………………74
　回顧的考察……………………………………………94
Ⅱ．「心因」概念についての文献的研究……………103
Ⅲ．心因と「責任モデル」……………………………126

第三部　神経症の臨床病理………………………………137
心因性の身体症状という考え方………………………138
「未知なるもの」とは何か……………………………140
フロイトの転換と改宗…………………………………144
方法論的な考察…………………………………………146
神経症の臨床病理………………………………………149

おわりに……………………………………………………157

はじめに

「理論、それは立派だ。しかし、事実はそうなのだから、なんとも仕方がない」

J.M. シャルコー

　精神医学の分野では、精神療法、精神分析、薬理学、生物学、社会医学、倫理学等の専門分化がすすんできた。専門各論の進歩は喜ばしいことである。しかし、専門分化した知識が臨床にいかされるのは、臨床的知覚を身に付けてからである。つまり、各論的知識は如何に魅力的であっても、それ自体が厳密な限界設定を課すことによって、臨床適用が許される。現在では、限界設定なき医療行為は、独断的医療（doctrinal medicine）と批判される。

　かつて、私が学んだ頃の各論的専門家は、同時に、すぐれた臨床家でもあった。彼らは基礎研究の専門分野の如何を問わず、自ら知覚した臨床所見の上に理論を構築する臨床センス、つまり、臨床病理学の方法を身に付けていた。臨床観察と臨床記述、それに基づく理論構築。シャルコー以来の臨床病理学の伝統は、まだ、生きていた。

　私が、本書で回帰するのは臨床病理学である。

　臨床は生きた人間が出会う場である。そこにこそ、臨床家の困難があり、喜びがあり、臨床理論がある。人間知がある。本書は伝統的な臨床病理学への回帰の１つの試みである。

　心の臨床家にとって、「心」という言葉は、もっとも、大切な言語ツールである。それを、大切に、自覚的に用いたい。臨床家ならば誰でも、そう思うだろう。これは、そのような意味で心因論研究の書である。

心因性の身体症状。「心」に原因のある身体症状。

身体的基盤のない身体症状。

確かに私も、そのように、患者に語らねばならない時がある。しかし、本当はそれが何を意味しているか。そう反芻する時、そこにこそ探求すべき新しいテーマが手付かずで残されていると気付く。

「心」の臨床家が自負する程には、「心」という言葉について知らないと……。

「心」という言語ツール。

その何処に、如何に、「未知なるもの」が潜んでいるか。自己の無知を明確な言葉で患者に語ることができる「心」の臨床家は、どれだけいるのだろうか。そのような反省なしに患者に対して、ただ、過剰な解釈を行ってはいないだろうか。

特に、「心」という言葉の使い方は、臨床家の力量によって、有用にもなるし、加害的にもなる。患者と如何に「心」の一言を共有するか。それが臨床経過を左右する。口に出さなくても、治療者の考えに応じて相手に何かが伝わり、信頼関係が左右される。そう気付いているだけで、治療が好転する。その差異が何に由来するか。それが、本書で明らかにすべきテーマである。このテーマは単に精神療法家の基礎であるにととまらず、心の臨床家の条件、治療者の「中立性」についての考察でもある。

本書では、治療者にとって、「未知なるもの」、及び、「中立性」が何を意味するかが重要なテーマとなる。

心が原因で身体症状が発生するという考え方、その理論。心因論。心因とは、いかなる意味で専門語なのか。あるいは、それは原初的アニミズムが現代に生き残った偏見に満ちた言葉にすぎないのか。そもそも、心因性の身体症状という考え方は、どのような根拠を持って発

生したのか。

　改めて、心因論の歴史を概観するならば、それは近代医学が発生するよりも遥かに古い。

　神や霊的な力によって身体症状を理解した原初的アニミズムの時代があった。中世ヨーロッパでは、魔女狩りとヒステリー症状は切り離せない関係にあった。近代になっても、ヒステリー症状は体内を動きまわる子宮が原因と考えられ、子宮摘出術が行われていた。実際、ヒステリー（hysteria）の語源は「子宮（uterus）」であるという。

　フロイトはヒステリー研究において、心的原因によって起こる身体症状を転換症状（conversion, Konversion 独）と名付けた。戦後、ヒステリーの病名は差別語として消滅した。それを用いる医療関係者は、今はいない。近年、それは身体化（somatization）、身体表現性（somatoform）という言葉に置き換えられた。言葉の変化によって何かが変化した。何が身体化するのか。何が身体表現されるのか。心なのか。そのような問こそが見えなくなった。このようにして、身体症状から「心」という言葉は伏せられて見えにくくなった。臨床から「心因」の一言が、そして、多分、「心」の一言が伏せられた。

　心因性という言葉は災害神経症、社会神経症、戦争神経症、労災において、出来事を契機として生じた身体症状の賠償責任、ないしは、社会責任を否定する役割を果たしてきた。心因という言葉が伏せられたのは、心因という言葉にひそむ何らかの差別性への反省によってであろう。心因概念が生み出す多くの痛みによって、心の臨床家は「心」という言葉を不問に付したのであろうか。

　「心」という言葉を語らないで済ます。それで臨床が成り立つと思う。そのような防衛的習性を、心の臨床家は多くの困難の中で、既に、学習したのだろうか。

西欧哲学に内在する心身分裂、自他分裂の苦悩。それは東洋の果てに住む私のような臨床家の思考すら、気付かないうちに支配する。そして、分裂した思考の「間隙」へと、私たちを陥れる。そして、治療者に臨床の現実を見えなくさせる。私たちは、そう思わざるを得ない臨床体験をした。それは、同時に、心因性の身体症状の現実について、意外な発見のチャンスでもあった。

　本書は、その報告であり、心因概念の再考の書である。

　「心とは何か。心因とは何か」

　この問が臨床に回帰する契機に、本書がなることを望む。この問い掛けがなければ、心の臨床において人間は視野には入らない。

　臨床医学は、シャルコーから始まったといわれる。

　彼が観察したのは特殊な症状ではなかった。誰もが見あきたような平凡な症状であった。彼の方法は、自分の眼で見たもの、つまり、臨床観察に絶対的信頼をおくことだった。これならば誰にでもできると思うであろう。しかし、実は容易なことではない。彼の観察眼は、まとまりのない症状を１つの体系化された全体像として知覚することができた。フロイトはいう。シャルコーは他の臨床家には見えないものが見えた、「見る人」であった。

　何故、彼に、それが可能であったか。それを示す興味深いエピソードがある。

　若きフロイトがシャルコーの指導を受けていた時のエピソードである。シャルコーの神経学理論では説明できない矛盾に満ちた症状を、ある患者が示した。研修医が臨床観察の所見が理論に合わないとシャルコーを批判した。その時、シャルコーが平然と答えたのが、前記の言葉、「理論、それは立派だ。しかし、事実はそうなのだから、なんとも仕方がない」であった。

自ら構築した確固たる神経学的診断学の体系。その栄誉よりも、そこから逸脱した臨床所見こそ大切にする。要するに、明晰に知覚し得たものを思考の出発点におく。知覚のエビデンス（自明性）を自己の臨床体験におく。そこにこそ、新しい臨床の「知」が生まれる。そもそも、臨床の「知」とは「知」のダイナミズムとして存在する。

　それでは、「臨床的事実」とは何なのか。
　それを私に教えてくれたのが、「光化学スモッグ被害」の患者たちとの出会いであった。
　理論を超えた臨床的事実に触れて、自分の脚と、自分の眼で確かめる。それ以外に事実を確かめる方法はない。まだ、若かった私に、そう教えてくれた、困難で、しかも、かけがえのなく貴重な臨床的出会いを、ここに紹介する。まずは、読者が無心に、臨場感をもって読んでいただきたい。

　シャルコーも、フロイトも近代ヒステリー研究の基礎を作った人物である。彼らならば、この報告を見て関心を持ち、きっと、重要なヒントを与えてくれただろう。そのように考えながら、当時、若かった私なりに、彼らの視線にも耐えられるように、彼らの提示した臨床医学の方法に忠実に、これらの事例報告を書こうと思った。臨床経験の少ない当時の私が患者や医療者たち、つまり、臨床のニーズに応えるには、それ以外に為す術はなかった。今は、そのことが、ただ、懐かしい。
　本書に収めた論文は、いずれも、未だ、30代そこそこの私の論文である。今の私から顧みれば、いかにも未熟である。読者には固い文章で、読みにくいものもあろう。そのことは、誰よりも私が知っている。その点は、お許しを願う他にない。

ただし、その未熟さこそが臨床を支えるエネルギーであった。それは、今の私から失われつつあるものだった。若さゆえに、初心者ゆえに、今の私よりもムクに、「未知なもの」を受け入れる観察眼があった……、ように思う。それゆえに、必要最小限のもの以外は手を加えなかった。それを補うべく、可能な限り、現在の私からみた解説を随所に挿入した。それが読者の助けになればと願う。

本書の構成

　第一部は、読者が見たことがないであろう形式の臨床報告である。私たちが体験した「光化学スモッグ」被害者との臨床的出会いの記録である。この時、私たち治療者は、自分の中にある心因論の再考を迫られた。その臨床報告である。

　精神科医が患者に「精神的とは何か」「心因とは何か」と問われる。それを受け止めようとした経験豊富な精神科医が、患者の問に答えられなかったと気付く。患者に「心因」について問われても答えられない。そのことこそが、実は、新しい臨床的発見であったと気付く。その後、精神科医たちは如何に考え、如何に行為したか。その記録である。まずは、先入観なしに、実際に起きた事実を知っていただきたい。

　第二部は、その後、何年か掛けて、心因論について、私が書き残した3つの論文である。

　まずは、フロイトが記載した古典的ヒステリー研究と類似した一例報告を行った。その患者と、心因性をめぐって何度も話し合った。その一例報告である。これは、私が土居健郎先生のスーパービジョンを受けた臨床記録でもある。

　二編目では、文献研究等によって、「心因」概念そのものについて考察した。

　三篇目では、心因論と社会的責任論の関連について考察した。

　第三部は、現時点で、心因論とは何かについて再考したものである。半世紀の間の私の宿題に不十分ながら、答えようとしたものである。これを如何に読解するかは、全面的に読者に委ねることになる。

第一部
心因論争の臨床報告

Ⅰ

光化学スモッグ被害における心因論争

論文要旨

> われわれ都立豊島病院精神科スタッフは、当院精神科において「心因論」の問題性を浮きぼりにする事例を経験したので、ここに報告と考察を行った。
>
> 昭和47年4月から全都を襲った「光化学スモッグ被害」は多数の被害者を出した。この事態に対処すべく都当局は、「プロジェクト・チーム」を組織した。そのチームの医師団は、被害者の示す全身症状は心因性のものであるとの結論を出した。のちに、この心因説は批判され、過換気症候群という心身症概念に姿をかえた。だがここで、心因説によって被害者に対する詐病視が決定的になるという事態が発生したのであった。
>
> 筆者は、この事例を具体的な資料にもとづいて考察して、次のような結論にいたった。
>
> つまり、光化学スモッグ行政のなかでチームに課せられたのは、被害者の示す全身症状が大気汚染によるか否かの判断であった。被害発生直後から某中学では、症状が「神経性」あるいは「精神不安」によるとみなされていた。チームの医師団による心因説の

(文献:いわゆる光化学スモッグ被害において「心因論」のおわされた社会的役割. 精神経誌, 77:475-488, 1975)

発表は、被害者たちが大気汚染被害者であることを事実上否定するばかりではなく、学校の管理強化、授業の続行、自主規制を正当化する論理として学内に浸透した。この心因説により、被害者たちは教育日程から取り残され、孤立させられ、詐病視のなかに投げ出されることになった。このような心因説を容易に生み出す基盤として、医学に内在する「心因論」の伝統がある。この場合、心因論は医師の主観から独立して詐病視を正当化する論理となっていたのであった。

　筆者は、光化学スモッグ被害の際に、心因概念が詐病視と表裏一体になっていたことを確認した。このことは、医学に内在する心因論の伝統を論ずるために、重要な視点を与えると考えてここに報告を行った。

はじめに

　「私たち被害者にとって、どうしても我慢の出来ない問題があります。それは、集団の中で、社会の中で『病は気から』といって、とどのつまりは仮病扱いされたことに対する名誉の問題です」（資料；a-2）。

　これは、昭和47年、都内におきたいわゆる光化学スモッグ被害の際に、都の医師団から出された心因説に対して、被害者の立場からなされた批判である。その被害者は、当時の心因説によって、「スモッグ被害」に加えて、「社会における被害」をも蒙ることになったと表現していた。この場合、心因論は病者の生活の場では、精神科医の意図から独立して、独自の社会的意味を負わされていたのである。

　なお、この論文では「心因論」と「心因説」を区別して用いること

にした。「心因論」とは、近代医学に表現されてきた伝統的な心因概念を一般的に指すものとした。また、光化学スモッグ被害者の示す全身症状は心因性であるという現実の場面における説を、「心因説」と表現した。ここでわれわれは、光化学スモッグ被害における心因説の現実的成立過程を分析することにより、医学に内在する心因論の伝統の問題性を論ずる一つの有効な視点が与えられると考えるのである。

　この論文の主題は、心因という表現が病者の生活の場でどのような社会的役割を果たしたのかである。このことを、いわゆる光化学スモッグ被害において「心因論」の負わされた社会的役割と表現した。また、この論文の目的は心因論が負わされた社会的役割を明らかにすることであって、光化学スモッグ被害者の示す症状や病因ないしはいわゆる心因性疾患の症状や病因に関する詳細な分析を目的とはしていないことをあらかじめ断わっておきたい。

精神科「治療」の臨床経過

　昭和47年は4月下旬から都内に、いわゆる光化学スモッグ被害が発生した。

　5月12日以降、練馬区立石神井南中学校（以下、石南中と略す）においても被害が多発するにいたった。この事態を重視した都当局は、「東京スモッグ対策研究プロジェクト・チーム」（以下、P.T.と略す）を組織し、初の現場調査を行った。

　5月27日、都衛生局は都立豊島病院精神科医長足立をP.T.の一員として加え、石南中に派遣した。

　当時の状況を、足立は以下のようにメモに書きとめていた。非公式のメモであるが、当時の精神科医の関わり方の問題性を論ずる資料として、批判的な視点から引用する。

「校門のところで、各社報道陣の車を縫うようにして帰りをいそぐ多くの生徒たちに会った。思いのほかその表情は明るい。

　保健室は2階にある。このあたりは大変な混雑、倒れた子供たちの多くが廊下にねかされて、足のふみ場もないほど。騒然として各方面の職員が入りまじり、報道陣はねている生徒にまぶしいライトをあて遠慮なく写真をとる。多くの子供たちは水枕をして、胸をひろげてぬれ手拭をあててもらい、手や足をさすってもらっているものもある。突然、ある職員に『強いにおいがしませんか』ときかれる。別の職員は、『学校全体がパニックにおちいっている』といい、ある生徒は、『大惨事ですよ』といった。

　その日倒れた生徒は結局31名、男9名、女22名であるという。保健室はすぐに満員となり、つぎつぎと廊下にねかされていた。しかし、廊下の雰囲気はむしろ明るく、すこしよくなるとけろりとして、男の生徒もまじって、お互いにふざけあい、そこから入院したものはひとりもなかった。経過がわるく、多彩な症状を示して入院したのは保健室の9名中6名と、事務室の2名中1名であった。

1. 保健室での典型的な発作

　そこではひとつのベッドに2名ずつ、あるいは床の上にひとつの毛布に3人という風にわかれていた。比較的軽症だったひと組のペアをのぞき7名は独特のしびれ、手足の硬直をともなう発作をくりかえしており、その発作はおおむねつぎのようであった。

　仲よし同志である。ちょっとよくなると、けろっとして、あどけなくかわいい、ベッドとベッドの間で握手したり……それがふとみると不安げな表情になっている。まもなく様子がおかしくなってくる。『くるしくなってくる』『頭がいたい』『息ぐるしい』といいながら呼

吸が早くなってくる。呼吸切迫（呼吸数64など）。顔面が紅潮し、涙ぐんでいるものもある。手がしびれる（手首から先）、足がしびれる（膝から下）、腹部・大腿がものすごい力で圧迫され、しめつけられるような感じなどの訴え。手がつめたい（実際つめたい）、手のひらの感覚がない、さわられているのはわかるが、なにでさわられているかわからないなど。みると手も足もこわばり、硬直している。足はつまさきまでのばしてつっぱり、手は殆どの生徒が助産婦肢位、しかし、熊手のような手をしているものもある。

発作は潮のようにおしよせ、高まり、やがて30分か1時間でうそのようにもとにもどる。手足のだるさなどを残して。その間、明らかな意識障害はみられない。ただし1例、終始軽い搐搦を伴う四肢の硬直をつづけていた例は、軽いもうろう状態ではないかと疑われた。

2. 交互作用

保健室の9名はすべて女生徒である。うち6名は、普段席をならべている仲よしのペア3組であった。それぞれのペアに症状の特徴があり、また互いに感応し影響しあいつつ症状がうごいていた。

あるペアは、全身がしびれてきた、顔とくに口のまわりがしびれた。おなかがおされすごい力でしめつけられるようだという点、共通していた。それもなおり、けろりとして、仲よく話しあったりしていた。ひとつのベッドに2人でねていたが、重症の子とかわるために、ひとりが別のベッドにうつされた。まもなく、別のベッドにうつされた方が発作をおこしはじめた。それをみていたもう一方の生徒の表情があぶなっかしくなってきた。曰く、『みているうちに変になってきた。それに左どなりにきたAさんのふるえがつたわってきて、左手からしびれてきた』と。2人の発作はつのり、ともに入院した。いきぐる

しい、胸ぐるしい、両手足がひえて、しびれて、つる、うでがだるい、別のペアはともに下腹部痛を訴えていたが、わりに落着いていた。午後3時すぎ、相前後して、みぞおちが苦しい、胸ぐるしい、息ぐるしい→呼吸切迫→手足がつる、こわばるという発作が徐々にエスカレート。Bさんの入院がきまったあとCさんの症状悪化、追加入院となった。この2人は後日、6月2日も一緒に保健室にきた。C曰く、「Bさんが気分がわるいといったら、急に気持がわるくなってきた。急に吐きけがして……」と。

　もうひとつのペアは症状が軽く、主訴は頭が痛く、からだがだるく、熱っぽい、四肢の硬直はみられず、みなの症状が悪化した夕方も悪化せず夕刻母と共に帰宅した。

3. 夕刻のカタストロフ

　動脈血の採血や入院決定、入院先の手配、家族への説明などで時間はすぎた。とくに、入院決定のころから、症状は激化、異常な情動興奮をともなうカタストロフ状況となった。救急車か何台かやってきて、はこびこまれるころには一層烈しく、涙ぐみ、さらには手足が動かないと声をそろえて泣き、ベッドの上にころげまわり、疼痛を伴う全身性硬直がみられ、病院に到着したときは、その極にあったようである。入院して1時間もたたぬうちに、この烈しい症状は、すっかりおさまったという」
　　　　　　　　　　　　　　　　　　　　　　　（記録者、足立）

　これが、足立と被害者の初めての接触であった。しかし、石南中の被害者数は5月12日についで、5月26日から28日までに2度目のピークをむかえ、7月に入り3度目のピークをむかえることになった。
　7月7日、豊島病院精神科は、P.T. から光化学スモッグ被害者の検診を依頼された。すでにP.T. によって選ばれた19名の被害者が、内

科、眼科、検尿、精神科の受診を決められていた。この段階で精神科受診者は女子６名に限られていた。

　当時、当精神科は医師足立・上野・熊倉、心理日吉が勤務していた。この時点で精神科が被害者に関わることについて、２つの意見があった。足立は、「ともかく被害者が苦しんでいるのは事実だから、少しでも楽になるように努力すべきだ」と主張し、熊倉は「被害者がどのように精神科にまわされてきたか経過を知るべきであり、いたずらに精神科治療をおこなうことはかえって被害者を苦しめることになるのではないか」と主張した。この時点では、足立の主張が大勢を占めた。しかし、被害者をめぐる緊迫したダイナミズムは、精神科スタッフの治療的意図から独立して、心因説をめぐって展開していくのであった。

　７月７日、午前中に精神科受診をすませた被害者たちは、午後になって眼科で採血中に全身発作をおこしたのであった。その状況を当時の熊倉の記録から引用しよう。

「午前中に、数名の病歴を聞く、主に身体症状について聞いていくが、生徒たちは何度も同じことを聞かれているせいか、あまり関心を示さない。

　午後の２時頃であったと思う。突然、眼科より精神科に電話が入る。『大変だから来てほしい』とのこと。全員で眼科外来に行ってみる。眼科に行くと、すでに泣き声、叫び声が、混沌としている。その渦の中で、生徒のＣさんが、『手が痛い、しびれる』と泣くように叫んでいる。あちこちで『看護婦さんひどい』と叫んでいる。聞くと、『Ｃさんが、採血をこわがっていたら、看護婦さんが無理にしようとした』という。『痛い苦しい』と言いながら、次第に呼吸もハァハァと早くなり、両手足の疼痛は全身の疼痛に広がる。両手を力一杯にぎりしめ第１指を第２・第３指の間にはさんで、腕は胸のところに曲げ

ている。脚はつっぱってしまい、全身どこをふれても『痛い』と顔をしかめる。『看護婦さん、ひどい』という声と、『興奮してはだめ』と互いに自制しあう緊張の渦が形成されていく。Ｄさんは、『痛い』と体をこまかくふるわせながら、時として弓なりの体位をとる。手に触れようとすると、『痛い、しびれる』と手をひっこめる。

　そうこうするうちに、まわりにいたほかの数名の生徒たちが、『手が痛い』と訴えはじめる。一方、気丈な女の子は、『自分は泣かない』と、キッと緊張した表情で、自分にいいきかせている。『泣いてはだめだよ』といいながら、『先生、こういう時には、手を開いてやればいいのだ』とＣさんの手を開こうとする。Ｃさんは、『痛い痛い』といいながら、さらに手に力が入る。『お腹を、力一杯おしてやるんだ』と、Ｃさんの腹部にのしかかるが、ほとんど何の効果もない。その間、治療者は無力であり、あるいは彼女らに従い、またはただ傍観していた。そうこうするうちに、精神科の治療者だけが彼女らの中にとりのこされた。

　このような医療スタッフの無力の中で、彼女らの混乱は眼科外来にひろがった。そのなかで、次々に、『痛い痛い』と同様の発作を起こしていた。

　われわれ精神科医に最低限わかることは、この混乱のなかに、互いに症状が増強されていくことであった。そこで、『各人を静かな部屋で、ひとりずつ別にして休ませることが必要である』と判断した。眼科外来からひとりずつ、ストレッチャー、車椅子、あるいは支えながら、精神科外来のベッドにはこんだ。1部屋1人の生徒に、クーラーを入れて治療者が付添うことにした。さらに、これ以上検査をつづけるよりも、そっと休ませることが大切と判断し、ただ傍で付添っていることにした。

　その時の生徒Ｄさんは、ベッドに横になってもしばらくは、苦し

そうに呼吸を続けていたが、10分程して次第におさまってきた。その間は、こちらの問いかけにも、ほとんど反応せずに、ただ苦しみつづけていた。

　約20分程して、疼痛も呼吸もおさまり、かるい傾眠状態の如く、しずかに眼を閉じて横になっていた。

　それからDさんが口をきくまでに、さらに10分はかかったと思う。この間、こちらの問いかけには答えられず、ぐったりと体の力が抜けたまま眼を閉じて、ただ『ハア』とか『フン』とか答えにならない反応だけであった。

　まもなく会話が可能になり、横になったまま、『看護婦さんが眼科で荒いことを言うので、泣いた人がいた。……興奮するとなってしまう。……自分ではなるまいと思うのに癖になってしまった』と切れぎれに話しはじめた。話題をかえて、『お父さんの仕事は』と聞くと、『え……と……』と当惑したように答えられない。『分らなくなってしまった。あっ、○○屋さん……』という調子で、しばらくはぼんやりしていた。

　そうしているうちに、他の部屋の生徒たちも元気になり、スターの話などして、活発な女の子にもどって、ケロッとはしゃいでいた。あの混乱はまったくみられない普通の女の子の集団となっていた。」

（記録者、熊倉）

　これが、豊島病院における精神科スタッフと被害者たちの最初の接触の状況であった。当時、精神科スタッフが被害者たちを安静に保ったことが、被害者たちにとって喜ばしい出来事に思えたのであろうか、以来、被害者たちの多くは、精神科との接触を求めた。

　7月7日に上記の発作があった直後、そのまま5名が豊島病院救急病棟に入院した。さらに、その晩帰宅後に発作をおこした3名が夜間

救急入院となった。7日以前に、すでに2名が入院していたので、計10名が主として救急病棟に入院することになった。主治医は小児科医であった。

7日以降、入院した10名の被害者（すべて女生徒）たちは、散発的に硬直性、疼痛性ないし烈しい喘息様の発作をおこしていた。精神科では、主として足立、上野、日吉が被害者の「治療」にあたることになった。数回、個人面接を行ったのちに、上野、日吉は、「病室でみなが話し合っているので、治療者を加えてみなで話し合えばいいのではないか」「集団の力、集団のメカニズムを受け入れる必要があるのではないか」と提案するに至った。

7月12日、このような観点に立って上野、日吉と被害者10名の話し合いがもたれた。その場での彼女たちの訴えは、主として「学校と病院で仮病扱いされる」という内容であった。具体的に病院については「ここが痛いといっても、看護婦さんが変ねと冷たい」「しびれなどを訴えてもかまってくれないし、あなたたちの症状はわからないといわれ処置もされない」「重病人が入ったからベッドをかわって下さいといわれた、いやだと言えないしね」などであった。学校については、「発作をおこしてねていたら、先生がまたかとか、治ったら早くグランドに帰れとか、全く仮病とみている」「他の生徒たちからは、どうしてあなたたちだけなって、他の人はならないのかといわれる」「口惜しいから授業にでてやろうと思っていた」などであった。

話し合いが進むにつれて、いままで押さえていた生徒たちの不満がせきを切ったように表面化してきた。その緊張した雰囲気のなかで、誰かが「気持わるい」と訴えた。それを契機として、その場は騒然として泣く生徒もでるに至った。そこで、治療者が「中途だけれども、やめましょう」と話し合いを打ち切ったが、すでに2名が硬直性ないし疼痛性発作をおこしていた。

7月13日、上野、日吉は「生徒たちのおかれている状況をもっとよく理解すべきだ」との判断に立って、足立を加えて第2回目の話し合いをもつことになった。この話し合いは、表面的には笑い声に包まれたなごやかな雰囲気ではじめられた。しかし、はじめから「話し合うことないじゃない」という発言があったり、1回目の話し合いとも異なった緊張した雰囲気であった。しばらく雑談した後に、生徒たちは、「先生は私たちのことをどう思っているのか」と質問をはじめた。その概略を、以下に日吉の記録から引用したい。

足　立：自分の思っていることをみんなのまえで何でも答えますよ。
患者E：私達は光化学スモッグで入院しているということでしょう。だから、どういう眼でみているのか？
みんな：(パチ、パチ、パチと拍手)
患者F：その前に足立先生に、心因説を説明して。
足　立：心因説というのは、心理的原因で起っているのが心因説でね。
患者F：それを足立先生が出したのでしょう。新聞に……。
足　立：僕が出したのは心因説じゃないよ。僕の見解はこういうこと、……現在の色々な症状、発作の中には精神的なものが、かなり加わっていると思う。その人の体質とか、性質とかいうことも関係する。
患者F：どういう面からね。心因というのが言えるの。たとえばという例を引いて。
患者E：私が心因と聞いて思うのはね、よく恋の悩みとか……気になること、考えすぎて頭痛くなったり、お腹が痛くなったりする。そういうのが、心因じゃないかと思う。
　　　　(……中略……このあたりからテーマは、心因にしぼられていく。)

足　立：心因というのはね、そんなこといったことないけれど、心理的精神的なものが影響していると思う。
患者Ａ：じゃあ、どうして、みんなならないのですか。
足　立：えっ！
患者Ａ：みんな不安があるわけでしょう。
足　立：そうかしら……ひとりひとりちがうでしょう。
　　　　（……中略……患者Ｇが『痛い痛い』と訴えはじめた……。話題は『心因説だったら治療なんかしてくれない』、『先生が判らないのは、なった本人ではないし』と、絶望と怒りに彩られてきた）
患者Ｂ：先生たちに話したけど、何かしてもらった気はしないわ。
患者Ｆ：誰がこんな悩み分ってくれる。聞いているだけじゃない。ききのがすだけじゃない。でも、聞いてくれるうちに精神的なものになっちゃうんじゃない。もう、精神科では話さないよ。
患者Ｇ：精神科で聞いてもらっているうちに段々精神的なものになってくるんじゃないかと思うよ。
　　　　（……中略……絶望と怒りが更に強く、その場を支配し、泣く者が増えてきた。）
足　立：もう約束の時間も来たし……。
患者Ｆ：悩みとるために、ひとりひとり聞いたのは……、やはり精神的なことなのね（泣く）。どんな治療をするのか、どのように治すか判らないし……。
足　立：しびれたり、いたんだりするのが光化学物質だという気は余りしない……医学的にいって……。
患者Ｆ：先生が悩み聞いたのはどうして。
足　立：それは、症状を治すため、また発作をおこさないようにするため。

患者Ｆ：それはやっぱり精神的なものなんじゃないの。
足　立：勿論そう思っているよ、僕らは。
みんな：えー！
足　立：ただね、それは症状だよ。
　　　　（みな、泣きだす）
足　立：ここで泣いちゃだめ。いわなくちゃ。
患者Ｅ：気持は話して楽になったけれども、身体は楽になっていない。それだけははっきりしてる。
　　　　（……中略……しばらく激しいやりとりがあったあとで……）
患者Ｂ：私は精神科の先生が救ってくれると思っていた。精神的ばかりじゃないと言っていたのに。何かここではさ……精神的なことばかりだし……。精神的なものばかりじゃないということを、精神科の先生に証明してもらいたかったの。私達の状況が先生の言うように判るなら、私達のことを証明して欲しい。」

(記録者、日吉)

　この話し合いの中で、次第に泣く者も増え、生徒たちはみな気分の悪さを訴え始めた。「こういう状況では治してもらえない。何とかしてよ、私達はどうなるの」と言いながら席を立つものもいたが、結局その日は昼の２時から夜９時頃まで生徒たちと足立との激しいやりとりが続いたのであった。このように、足立の「精神的」という表現に対し、生徒たちは「精神的」ないし「心因」が何を意味するのかと激しく問い詰めたのであった。

　７月14日、上野が生徒たちの入院している救急病棟に出向くと、生徒たちはみな平静でおおかたは就床横臥していた。生徒たちは上野に視線をむけず、無視するように努めているようであった。診察の途中で上野がある生徒のところまでくると、その生徒は上野に１枚の紙

片を手渡した。そこには、雑然と次のような内容が書かれていた。すなわち、①精神的でのどや眼に異常があるのはどういうわけか、②私達は眼やのどに異常があるのは、ある物質による異常だと思うから体にも影響があるのではないか、③けいれんがおきるのはなぜ、④精神的、精神的というな、などであった。

　これに対して、上野の答えは、「精神的なものもあると思う。あなたたちが治療をうけようと思うなら、私達が精神科で分担して受持つ」という主旨のものであった。

　14日頃になると、生徒たちをめぐる院内状況はさらに深刻化した。各科の治療者のなかから入院治療そのものに対する批判もでており、生徒たちにとって採血、腰椎穿刺におわれる入院生活は決して休息の場ではなかった。こうした状況のなかで足立、上野は、「入院ではなく通院にきりかえて診察をうけるようにしたい。どうするか考える時間も必要だろうし家族と相談してほしい」と生徒たちに説明した。足立らの退院方針に対して、ある生徒は、次のように答えた。「退院させたら社会の冷たい目の中に放りだすだけ。だから、精神的ということ説明してほしい。わかるまで……退院しろっていえばするよ。いいよ、退院する。投げやりだよ。」

　このような状況のなかで、7月17日結局は全員退院したのであった。医師に花を送る生徒、無言で帰宅する生徒などさまざまであり、その後の精神科外来受診の状況も規則的に通院するもの、連絡のないものなどさまざまであった。

　以上において、精神科スタッフと被害者たちのかかわりを、当時の記録にもとづいて記述した。ここに述べたように、精神的あるいは心因という表現は、治療者と病者の間に越えがたい溝が存在することを明らかにしたのであった。こうした事実の中に、いわゆる心因性疾患

に対する社会の無理解を語るものもいるであろう。しかし、はたして精神科医自身が、心因論が社会的にどのような役割を負わされていたのかを理解していただろうか。

この点を明確にするために、つぎにスモッグ被害において心因説がどのような社会的役割を負わされていたのかについて、具体的資料を通して考察したい。そのなかにおいて、われわれは心因なる表現が社会のなかで不可避的に詐病視と結合している現実を確認するであろう。

心因説が負わされた社会的役割

ここでわれわれは、光化学スモッグ被害において心因説が負わされた社会的役割を、具体的資料にもとづいて明らかにしたい。

便宜上、日本ではじめて光化学スモッグ被害のあったといわれている昭和45年7月から、47年3月までを、被害の原因に関する論争の時期とみなした。そこでは、心因説が芽生える社会的基盤を問題とした。さらに、石南中の被害のおきた昭和47年4月以降を、心因説の成立過程とみなした。そこでは、石南中をめぐる心因説の具体的な発生過程を考察した。

1．被害の原因に関する論争の時期

（昭和45年7月から、47年3月まで）

光化学スモッグとは、大気中の1次汚染物質が、紫外線の作用をうけて生成したいわゆる2次汚染物質によるものである[1]。しかし、日本におけるスモッグ被害者の示す症状は、光化学スモッグのみでは説明できない重篤な全身症状を伴っていた。このために、全身症状を説明する多くの説が乱れ飛ぶことになった。

さて、日本ではじめて光化学スモッグ被害の発生をみたのは、昭和

45年7月18日、都内の立正高校においてであったという。そこではすでに、全身症状を示す被害者たちは行政に関わる医師たちによって懐疑の眼をもってみられていたのであった。

a. 被害者のおかれた状況

45年7月18日、立正高校における集団被害発生の状況を、当時の校長岩本の文献から引用する（資料；a-1）。

「この日の正午を少し過ぎた頃、……高校ソフトボール班18名が練習に入ろうとして、ウォームアップを開始したときのことであった。……4人が、急に息づまりを感じ、ベンチに引き上げて調子をととのえているうちに、益々調子が悪くなり、呼吸困難をおぼえてきたので、級友の肩にすがって保健室へ通じる構内の道（約200米）を歩いてきた。途中でひどいせき込みが起こり、苦しさで顔面は紅潮し、ひきつり、激しい流涙で頬をぬらし、手足はしびれ、ひきずられるようにして運ばれてきた。その中の1名は、寝台に横たわるや全身けいれんのため、上体が跳ね上がり、寝台から落ちそうになり、遂には意識を失うに至った」

7月19日、朝日新聞はこの事実を「光化学スモッグ……新しい公害？」として報道した。都公害規制部と都公害研究所の発表は、「光化学スモッグ公害であるオキシダントと高湿度での硫酸ミストが原因」というものであった。一方、医療関係では、厚生省橋本公害課長が、「人が倒れるほどの被害は、光化学スモッグだけによるとは考えられない。……（中略）……頭痛、吐き気などもしたというから、他に原因があるのではないか」と公式見解を発表した。また、都立広尾病院内科医長長岡は、「ロサンゼルスの例では、目の痛みやノドの刺激を受けた人は多いが、目まいや吐き気を訴えた人はいないようだ。

……（中略）……今回は狭い地域だけに発生していることからみても光化学スモッグとは考えにくい」と発表した。

こうした公式見解に対して立正高校長岩本は、「光化学対策より外には何等他の対策を立てていない現状での『光化学被害ではない』という否定は、『公害の被害ではない』という否定と同義になってしまう」と反論したのであった。

7月30日、「光化学スモッグなんてありゃ幻の公害じゃよ。みんなわけもわからんで騒ぎすぎるよ」（7月31日付、毎日新聞）と発言する政治家がでて社会的に問題にされた。こうした状況のなかで、被害の原因として日射病説、あるいは食中毒説、あるいはヒステリー説と諸説が巷に乱れ飛ぶにいたった。

この年の関東での被害状況は、環境庁発表によれば、年間7回の被害発生、期間は7月23日から9月3日まで、被害者数は11,000人という莫大なものであった。

昭和46年、この年は早くも5月17日に被害が発生し、10月19日までに年間33回の被害があり、被害者数は48,025人と昭和45年を大幅に上まわった。こうして都当局も、より具体的な対策をせまられるにいたったのである。

b. 公害行政の動向

昭和45年7月20日の立正高校の被害以来、拡大する被害に関する対策が各方面から指摘され、都では都庁内に公害対策会議（座長、美濃部都知事）を設置、①オキシダント上昇時には、戸外に出ないようにする、②車の通行量の制限を呼びかける、③光化学スモッグ予報をできるだけ早く出す態勢を整えるなどを決めた。

7月22日、都は緊急時の即応対策として、「東京都光化学スモッグ緊急時対策暫定実施要綱」（資料；b-1）を定め、この時点で一応は緊急時対策の開始をみるにいたった。

昭和46年に入り、この緊急時対策の実施にも拘らず、被害はさらに拡大していく状況で公害行政は、さらに具体的な対策を要求されることになった。

7月26日、この期待に答えるべく、「東京型光化学スモッグ」の原因を究明するために東京都は、「東京スモッグ対策研究プロジェクトチーム」を設立した。この組織は、都公害研究所を中心とする発生機序解明グループと、都衛生局を中心とする保健対策グループに分かれ、2年後の昭和47年を目標として中間報告をまとめ、同年の対策にその成果を反映させるというものであった（7月27日、朝日）。

12月3日、都衛生局では昭和47年から、都の全域に国の公害（大気汚染）病救済制度の適用を受けるため、財務当局との接渉をはじめたことを公表した。

こうして、都公害行政は昭和47年に焦点をあわせてP.T.による新たな緊急時対策の確立へと向かうことになった。しかも、P.T.臨床班が具体的な動きを示すのは、昭和47年、石南中の被害に際してであった。

C. 教育側の動向

昭和45年、立正高校の被害の直後、教育の場でも緊急時対策の確立が必要とされた。

7月22日、文部省は当面考えられる案として、被害発生時の、①学校移転、②臨時健康診断の実施、③一定期間の疎開などをあげていた。

7月27日、都教育委員会では、光化学スモッグ被害の緊急時対策のための初めての通知を出した。

昭和46年に入り、都教委の通知が連続的に出された。これらは、主として緊急時の警報の発令・解除、連絡、措置などに関してであった。

6月9日の「光化学スモッグ公害緊急時対策について（通知）」（資料：c-1）のなかで、ある程度具体化されている緊急時の措置は、基本的にはスモッグ発生時に屋外から屋内へ退避することに留まった。それとともに、「被害に個体差があると考えられるので、学校は、アレルギー体質や要養護その他刺激に敏感な児童生徒に対して特に注意を払うこと」との項目が加わっていた。

d．まとめ

東京都ではスモッグ被害の拡大に比し、スモッグの発生源対策がおくれていった。こうした状況に対処すべく都は行政のもとに医療、教育を包括した専門家集団であるP.T.を組織した。このP.T.が昭和47年にはスモッグ被害緊急時対策の専門的基盤を与えることになっていた。

P.T.の医師団に課せられた主たる課題は、被害者の示す未知の全身症状の評価であった。しかし、粘膜刺激症状以外は光化学スモッグ被害とは考えにくいとの見解が行政、医療には支配的であった。このことに基づいて大気汚染被害であることに否定的な見解を持つP.T.の医師団が、全身症状を心因性と断定するのは、石南中という具体的な場においてであった。

2．心因説の成立過程

ここでは、P.T.の臨床班が石南中の被害に際し、初の現場活動を行ない、その報告にもとづき新たなスモッグ被害緊急時対策を確立する過程を追う。この緊急時対策の基盤となった医学的理論が、全身症状の心因説であり、のちには不安緊張による過換気症候群説であった。

被害者の示す全身症状が大気汚染被害であることに対して否定的な見解をもつP.T.の医師団が、心因説を発表するのはどのような社会的場においてであったか、また、その心因説は社会的にどのような役

割を負わされていたのかが中心課題である。

2-1. 学校社会における詐病視の萌芽期

　　（昭和47年5月12日から6月1日まで）

a. 被害者のおかれた状況

　昭和47年は、すでに4月29日から都内でスモッグ被害が発生していた。

　5月12日、スモッグによる広域被害が発生した。被害を蒙った地域は、練馬、北、大田、文京各区から武蔵野市にまで及んだ。それらの被害の大半は、石南中の生徒たちであった。石神井保健所の記録（資料；a-2）によると、当日の石南中の被害状況は、調査実施数773人（男392、女381）のうち、症状を訴えたもの485人（男233、女252）に及んだ。症状は、眼や鼻や喉のいわゆる粘膜刺激症状の他に、手足のしびれ、疼痛、けいれんなどの全身症状を訴えた者が男女とも20%を越えていた[3]。症状の詳細な分析は別の機会にゆずり、ここでは被害者のおかれていた社会的状況を記述する。

　当日午後3時頃、都P.T.の医師団が石南中に派遣され検診にあたった。結成後初の出動であった。石南中校長もP.T.の臨時の一員として名を連ねることになった。ここにおいて、都は光化学スモッグ緊急時対策の確立の場として石南中を位置づけた。

　5月25日、石南中で第2波の被害が発生した。

　5月26日、ひきつづき石南中で被害が発生し、症状を訴えた数195人に及んだ。当日、石南中でもたれた保健委員会の模様を、それに参加した家族の1人は、次のように批判的に記述している[2]。

　「第3議題：スモッグ対策と、司会者は無表情にいう。冒頭に、『12日と25日の被害状況について。これらの症状は、必ずしも、光化学

スモッグのためばかりではないと思う』と校長が発言する。それについて、関連した意見がいろいろ出たあとに、体育の教諭が『神経性にけいれんは起こるものか、うかがいたい。生徒のいろいろな症状は、連鎖反応的な神経症状というようなことではないだろうか』と、校医に問いかける。父母側は、『こんなに大ぜいが倒れているのに、全部、神経性でけいれんが起きるとは考えられないのではないか。連鎖反応でけいれんを起こすなら、過去何年間に何回も、1人の事故で連鎖反応が起こっていたはずだ』と反論する。教諭に抗議した母親をなじるように校長が、『私は、体育の先生の意見に賛成である。今回の症状は、光化学スモッグも関係があるかもしれないが、そればかりとはいえないものがあるのは事実である。いたずらにさわぎたてて、子供たちを混乱させてはならない。私は教育者として、これを一番心配しているのだ』といい切り、校医は、『原因のはっきりしないものについては、過敏になるための神経性の連鎖反応ということは十分考えられる』と答える。」

　この日は、こうした混乱した状況のなかで、重症者13名（男生徒6名、女生徒6名、男性教師1名）が都立広尾病院、豊島病院に入院した。この日の被害の特徴は、男女ともに重症者が出たこと、男性教師からも重症者が出たこと、しびれ・けいれん・呼吸困難などの重い全身症状が出たことなどであった（資料；c-7）。しかし、被害発生に際し早くも学校当局から「神経性」ないし「精神不安の」連鎖反応説がだされていることが重要である。これをめぐって、何らかの処置を要求する被害者家族と、「さわぎたててはいけない」と押さえる学校当局の対立が、すでにこの時点で明確になっていた。学校当局が被害者家族の批判を押し切って主張した精神不安の連鎖反応説が、学校社会における詐病視の萌芽であった。

一方、都衛生局はこれまでの光化学スモッグの症状とちがって、「神経的」なものが多いという判断にたって、都立豊島病院精神科医長足立を現場に診断のため派遣した（5月27日、朝日）。

　都知事は、この事態に対処するために緊急都庁会議を召集し、教育庁を通じて3〜4日の臨時休校と、都職員による現地での体験調査を行うことを決定した。

　これに従い石南中は、5月29日から6月1日まで臨時休校を行う一方、都職員による体験調査が実施された。その結果、被害を裏づけるに足る結果は得られなかった（資料；c-2）。しかし、当調査の不十分性は各方面からの批判をかうことになった。

b．公害行政の動向

　昭和47年4月、都公害局は従来の暫定実施要綱の内容を整備して、「東京都大気汚染緊急時対策実施要綱（オキシダント）」（資料；b-2）を定めた。これは緊急時における知事の措置を定めた一般的なものであった。

　5月12日、石南中にP.T.が派遣され緊急時対策は具体的な検討段階にはいった。後述する如く、臨時休校あけの6月2日以降、心因説を発表し、これに従って被害者対策が具体化されていくのであった。

C．教育側、医療側の動向

　4月19日から5月17日にかけて出された都教委、区教委からの通達は、今まで通り緊急時に汚染大気から室内に退避することを指示するに留まっていた。この時点では、心因なる表現はいまだ公文書の上には出現していなかった（資料；c-2）。

　一方、5月12日以降、石南中に派遣されたP.T.の医師達は、採血などの臨床検査をつづけていた。この時点で、P.T.の公式見解はまだだされていなかった。

d. まとめ

都の新たな緊急時対策を樹立するため石南中に派遣された P.T. は、未知の全身症状と大気汚染との関連を調査していた。この時期には、行政、医療、教育の各方面で心因説を示唆する見解は公的には発表されていない。

しかし、すでに学校社会においては教師達のあいだで、被害者の示す症状は「神経性」ないし「精神不安の」連鎖反応であるとの主張がなされていた。これが学校社会における心因説の萌芽であり、被害者たちは次第に詐病視のなかに追い込まれることになった。この時点で、すでに被害者およびその家族と学校当局との心因説に関する対立がみられた。

2-2. 心因説の発表による詐病視の定着期

(昭和 47 年 6 月 2 日から 7 月上旬まで)

a. 被害者のおかれた状況

6月2日、授業再開の日にまたもや被害が発生した。保健室に来室した被害者数 22 名、被害者数の公式発表 5 名。これ以来、保健室の被害者数と公式発表の間に大幅な数の開きがみられるようになった。

この日から、石南中は「ふつう通り授業をはじめます」(資料；c-2) との方針を貫くことになった。当時、石南中校長は授業再開にあたって、全生徒に次のような訓示を与えたという (資料：a-2)。

「皆さん、おはようございます。30 日から 1 日まで臨時休業にしましたが、この間みなさんはどんな生活をしましたか。……(中略)……ところで皆さんは『みえない影』におびえすぎているのではないのでしょうか。原因がはっきりしないので不安は残っていますが、心をしっかりもって、何ものにも負けないという気がいを持ってほしい

と思います。不安があなたをむしばんでいるという事実もあります。びくびくしていると異常になることだってあるのです。みんなが原因追求に努力している今、皆さんも冷静に落ちついた行動をしてもらいたいと思います。群集心理に陥らず、しっかりと自分をみつめて、冷静に心豊かに生活して下さい。聞くところによると女の子の中には朝食をたべてこない人がだいぶあるようです。……（以下略）……」（資料；a-2）。

　校長の「群衆心理……」という訓示に対応する如く、6月の生徒会の生活目標は「光化学にまけないつよい心をもとう」であったという。
　6月5日、都P.T.臨床班は石南中の被害について、はじめて公式見解を明らかにした。それは、「27日以後の3回については、『心因的要素』がかなり強い……（中略）……目やノド、ねん膜の刺激症状がほとんどなく、主として恐怖感と集団心理が作用した心因性によるもの」という見解であった。
　「医学」の権威によって発表された心因説によって、学校社会における詐病視は、決定的なものになっていった。こうして、ある生徒は教師に皆のまえでヒステリーといわれたという。またある場合には、「光化学なんて、いつまでも甘ったれないで、受験のことを考えろ」という言葉が学校においてきかれたという（資料；d-3）。不摂生な生活をするもの、朝飯ぬきの生徒に発作がおきるという考えが学校では当然のように語られていた。
　こうした状況のなかで、心因説は「いたずらにさわぎたてて」はならないという形で被害者家族の抗議に対してまで自主規制を要求する論理になっていった。
　このような学校社会での人間関係を、被害者の1人である教師Kは、「現代における教師と生徒をめぐる人間関係を余すところなく抉

り出してみせる貴重な社会劇であった[2]」と指摘している。教師Kは、そこに「管理社会としての教育界の構造」を批判しているのである。この言葉を裏づける如く、その後の経過は管理社会化する学校の構造をさらに露わにしていったのであった。

P.T. の心因説によって詐病視が決定的になった学校社会において、被害者たちはさらに厳しい現実を体験したのであった。

それは、P.T. の医師からも練馬区医師会の医師からも診断書が充分だされないままに、事実上、重篤症状は放置されたことであった。また、5月9日、10日とつづく中間試験、7月5日から7日にかけての期末試験の強行は、いまだ全身症状の回復していない被害者を教育日程から脱落させていくことになるのだった。ある被害者は日記に、「私は死ぬのではないか」と書きとめた。当時、被害者について何らかの処置を求めた父母に対して、校長は「光化学被害で全身けいれんを起こした子供だけが生徒ではない」と語っていたという。ここに、みずから「不適応者」を生みだしていく学校社会の構造をみることができる。

b. 公害行政の動向

6月5日、P.T. の心因説が発表されたが、すでに2日に練馬区教委から後にのべるような心因説に傾斜した通達が出されていた。このことは、P.T. の医師団が心因説を発表する際に、学校側が占める位置の重要性を示唆していた。

6月9日、都は救済制度の実施を発表した。その中で、P.T. の医師団が「一応、光化学スモッグ被害と判定し、入院させた患者をすべて救済する」（6月9日、日経）とのべ、P.T. の診断基準の重要性を示していた。

C. 教育側の動向

6月2日、授業再開の日に一致して、練馬区教委から通達が出され

た（資料：c-5）。この通達は、それまでのものと比較すると明らかに心因説に傾斜していた。その内容は、①不摂生な生活が、頭痛、悪寒、吐気、脈拍、呼吸等に関係が深いと考えられる。②虚弱児等特別な体質をもっている児童・生徒の実態を把握する。③新聞社等報道関係からの問い合わせについては、その窓口を校長とし、情報発表の統一をはかられたい。④生徒に必要以上の心理的影響を与えないよう配慮するなどであった。

この通知の内容は、P.T.の心因説を学校社会に具体化したものと考えられる。学校社会で心因説は、校長を中心とした学内管理強化と、学内に芽生えたスモッグ対策に対する批判的な動きへの歯止めと、授業強行との論理になっていたのであった。こうして、詐病視を生みだした学校社会に、管理社会化した学校の構造を指摘することができる。

d. まとめ

都は、ようやく光化学スモッグ被害の緊急時対策に向けて具体的な一歩を踏みだした。

その過程でP.T.の医師団は、被害者の示す全身症状は心因性のものであるという心因説を発表した。

この心因説は、被害者たちが大気汚染被害を蒙っていたことを事実上、否定する作用をもっていたのみならず、学内管理強化と、授業の強行と、自主規制を要求する学校当局を正当化する論理となっていた。

このような学校の管理構造の変化は、重症被害者を教育日程から取り残す結果をもたらした。こうして孤立させられた被害者たちは、周囲の詐病視のなかに投げ出されたのであった。事実上、心因説は詐病視を正当化する役割を果たしたのであった。

2-3. 包括的体制の成立と心身症概念の登場期

(昭和 47 年 7 月以降)

a. 被害者のおかれた状況

7月に入ると、全身症状の慢性化、授業の強行と試験勉強、治療陣の無力により、被害者は教育日程から脱落していった。この時点で心因説は休息のない学校社会へ重症被害者を適応させる論理となっていた。ついに、5日から始まった期末試験と一致した第3波の被害発生により、7日までに10名の生徒が豊島病院に入院することになった。そして、病院においても、彼女らは精神科医からも全身症状は精神的なものであると言い渡されたのであった。「退院させたら社会の冷たい目の中に放りだすだけ。だから、精神的ということを説明してほしい。わかるまで。」そういいながら必死に食いさがる被害者の問いは、こうした社会的文脈のなかで公害行政における詐病視の発生に対して本質的な問いかけとなった。

b. 公害行政の動向

この時期には、P.T. の心因説にもとづいた緊急時対策がさらにはっきりと公文書化されていった。

7月13日、衛生局より各保健所に「衛生局光化学スモッグ対策実施要綱」(資料；b-3) が送られた。そのなかで、P.T. の役割が重視され、救済制度の樹立のための診断基準と治療指針の樹立をめざすものと評価されていたのである。

当日、都当局は「光化学スモッグの影響によると思われる健康障害者に対する医療費給付実施要綱」(資料；b-4) を成立させた。こうした P.T. の重要な役割にもかかわらず、いや、むしろその故に、21日の P.T. の結論はついに心因説を公文書化するものとなった。

C. 教育側の動向

7月10日、練馬区教委から「光化学スモッグ事故対策について」（資料；c-6）という通達が出された。この通達は、6月2日のものをより具体化したものであった。例えば、①対外交渉の窓口は1本にする。特に、被害者数の発表については、統一をはかる、②問診の発問を工夫し、主訴を誘導しないように、注意する、③いたずらに、主観や、憶測を避け、養護教諭、救護者としての限界を絶対に越えないこと、④どの程度で、校医の来診を要請するかの判断は、チアノーゼ症状が起きているような場合などとすること、⑤特異体質、慢性疾患、病後、病弱、生育歴、既往歴のなかに特殊な事項のあるものなどについては、特に注意を払う、⑥個人の肉体的条件（寝不足、欠食、かぜなど）によると思われるものは、光化学被害から、一応除外して考える、⑦本人の重症感と実際の重症と一致しない場合があるので、よく見きわめる（応答がはっきりしている場合は、心因的要素の加わっていることもある）、⑧暗示療法を併せて必要な場合があるなどであった。

ここには、校長を中心にした学内管理の強化と、職員への自主規制の要求が、心因説とともに文章化されていた。その上に、この通達は、いわゆる心因性疾患に対する軽視を含んでいた。たとえば、校医の来診の判断をチアノーゼ症状においたこと、心因という表現が、すでに実際の重症と切り離されて用いられていることなどである。これらの点が、被害者たちから厳しく批判されていたのであった。

d. 医療側の動向

7月21日、都衛生局からP.T.臨床班の最終結論がだされた。その内容を引用する。

「眼などの粘膜刺激症状等の発現に関しては、大気汚染物質の影響の可能性は否定できないが、6月2日以降の訴えは、主として頭痛、

倦怠感などの全身症状が中心であり、これは呼吸機能検査結果によれば、肺胞によるガス交換障害の認められないことから、度重なる事故の発生による不安、緊張に関連して呼吸調節障害に起因した血液の酸、塩基調節異常が生じ、これが全身症状をもたらしたものではないかと考えられる」(資料：d-1)。

P.T. の医師横山は、より具体的に次のように発表した。

「最近しばしば話題になる学校における集団被害の場合には、過換気症候群と診断すべき症状がみられている。それは、ある患者では大気汚染の障害を修飾した形でおこるが、ある患者では周囲のふんいきに巻き込まれたような形で、自らは大気汚染の影響をうけていないのに発症するものがある。心因性と評価してよいのではないかと考える」(資料：d-2)。しかし、P.T. 全体としては全身症状は心因性であると決めつけながらも、心因という表現は避けていた。つまり、P.T. の結論は、「今まで『心因性疾患』という言葉が、……（中略）……同校生の心を傷つける結果になっていたことから、今回の結論では『心因性』という表現を避け、その内容をより医学的に説明する配慮」(7月22日、朝日) をしたものだという。

この時期に、心因説は過換気症候群という心身症概念に変化した。その背景には、P.T. の心因説が被害者およびその家族の批判によって社会問題化していた事実があった。すでに、行政にとって心因という表現が使用できない状況が存在していたのである。

こうして生じた心身症概念に対しても、批判は続いていた。P.T. の結論を、マスコミでは「救いのない結論」「でも現実に、治療法は……」との大見出しで批判的に報道した (7月22日、朝日)。

22日、P.T. は石南中に対して説明会をひらいた。その席上では、「未知のものを心因性ときめつけるのはおかしい」と問いつめる父母に対して、P.T. の医師団からは「異常所見はない」ので医学的には心

因性という説明しかなされなかった（7月23日、朝日）。

しかも、異常所見はないというP.T.の結論は、9月になってからスモッグ告発運動に加わった医師高橋晄正により論理的誤りと検査データの異常値が指摘された[3]。こうして、全身症状の心因性の根拠とされた異常値がないというP.T.の結論に対して、検査所見の上からも基本的な疑義がだされたのであった。

e. まとめ

都当局は、一応の緊急時対策を確立した。ここに、行政のもとに医療、教育を統合した、いわば「包括的」なスモッグ被害の管理体制が定着するのであった。その体制の指導的な論理は、依然として全身症状の心因説であるが、心因という表現は被害者とその家族の批判によって使用できない状況のため、不安緊張による過換気症候群という心身症概念に変化した。

もはや、全身症状と大気汚染の関連は決定的に否定された。大気汚染被害者であることを事実上は否定された被害者たちは、管理強化された学校社会へ適応をせまられたのであった。P.T.による心因説は、このような学内管理強化の論理として作用していた。こうして学校社会では、被害者たちは決定的に孤立していき、詐病視は定着した。依然として、心因説は詐病視を正当化する役割を果たしていたのであった。

しかし、一方では被害者およびその家族によるスモッグ被害告発の動きが芽生えつつあった。のちに、この動向が心因説の評価に関する重要な因子となっていくのであった。

ここまでは、心因論が負わされた社会的役割を光化学スモッグ被害を通してみてきた。「包括的」な光化学スモッグ被害対策の成立のもとで、詐病視を生みだす社会的構造が存在し、心因説は「医学」の名

によってこの構造を正当化する社会的役割を負わされていたのであった。スモッグ被害における心因説のこのような役割を指摘したうえで、精神科スタッフによる心因論に関する内部討論と心因説に対する対応を次章に述べたい。

精神科「治療」における心因論

　心因説が成立した社会的背景を前章のように捉えたうえで、ここではまず豊島病院精神科「治療」を通して心因論の問題性を浮き彫りにしたい。まず、精神科スタッフが問われた「精神的とはなにか」という問について、スタッフ相互の討論によってある程度の一致を見た点を、筆者の考えに従って要約することにした。

　すなわち第1に、光化学スモッグ被害における心因説が成立した基盤として、P.T.の医師団および精神科スタッフなどの医療従事者が医学理論としての心因論によって全身症状を説明しようとしたことをわれわれは確認した。

　第2に、光化学スモッグ被害という新たな社会状況において心因説が示した問題性は、医療従事者が依拠した心因論そのものの問題性を示唆するとわれわれは考えた。

　第3に、光化学スモッグ被害における心因説の問題性が、その社会的役割の考察を通して明らかになったように、心因論の問題性もそれが負わされた社会的役割の研究を通して初めて明らかになるであろうと考えた。

　第4に、心因論の問題性は特に戦争神経症、災害神経症などで著明であろうが、一般的な精神科治療においても心因論は同様の問題性を孕んでいたのではないかと考えた。つまり、精神科医が病者の症状を「精神的」ということが、病者の生活に与える社会的影響力を確認す

ることが重要と考えた。

 第5に、大気汚染という新たな社会状況のなかで、心因論はそれが負わされた社会的役割ゆえに、もはや治療的ではありえないと考えた。

 以上のような討論にもとづいて、豊島病院精神科スタッフは、光化学スモッグ被害者が示す未知の全身症状に対する心因説を否定する必要に迫られたのであった。

 つぎに、この点をふまえて、その後豊島病院精神科が心因説に対してとった行動を記述したい。

 7月17日、被害者が全員退院して以来、豊島病院精神科では、連日の内部討論が重ねられた。そのなかで、つぎのことが重視された。すなわち、もはや被害者の示す症状が心因であるか否かを問う以前に、そのように問うこと自体がいかに被害者たちを社会的に追いこんだのかを知るべきである。そこでは、心因論の負わされた社会的役割をこそ問うべきである。このことを、足立は「医学理論がその対象となる患者の利益にならないならば、治療者はその理論を捨てるべきではないか」と表現した。もはや、光化学スモッグ被害に関する心因説は精神科医の立場からも徹底した批判を必要としていた。

 7月17日以降、精神科内部での討論がすすむ一方で、P.T.の心因説を批判する動きが被害者とその家族のなかに芽生えつつあった。そのなかに加わった医師高橋胱正により9月から11月にかけてなされた自主検診は、P.T.により「はっきりした異常はない」とされていたデータの中から、白血球数、血清アルカリフォスファターゼ、血清ビリルビンの上昇などを明らかにした[3]。こうした背景のなかで、豊島病院精神科は心因説に対してより具体的な対応を迫られるに至った。

 昭和48年1月17日、豊島病院精神科としてP.T.の心因説を批判する要望書を出すことに決定し、衛生局公害保健課長およびP.T.の各員に提出した。

1月18日には、東大精神科医師連合よりP.T.心因説を批判する声明が出された。

1月23日、都立松沢病院医局においても同上の声明が出され、都立墨東病院精神科、都立荏原病院精神科がこれに続き、都の精神科の大勢が心因説を批判する立場にたった。

1月29日、被害者とその家族の要求により、高橋と都の精神科医を加えた拡大P.T.が開かれた。この日は、高橋と精神科医からの問題提起で終わった。

翌1月30日、朝日新聞はこの事実を、「心因性説ゆらぐ」との見出しで報道した。

2月18日、被害者たちを中心に「東京スモッグをなくす都民のつどい」が開かれた。この場で、都立豊島病院精神科としての態度表明がなされ、P.T.の心因説をさらに批判していくことが明らかにされた。その集会では、次のような内容を含む行動宣言が決議された。「行政がその原因を『心因』とすることによって社会矛盾を陰蔽し、『集団ヒステリー』というレッテルをはられた被害者は二重の被害の中に陥れられたことを、われわれは忘れてはならない」（資料：a-3）。

3月5日、こうした一連の反対運動のなかで、P.T.の最終責任者である美濃部都知事は、都議会で次のように語った。「臨床班の結論は、第1次的には何らかの刺激物質があったが、全身症状などの被害は第2次的な心因によると言っているのだが、結果的にすべての被害が心因のように受けとられ誤解をまねいた。……都は心因説をとる考えはない」（毎日、3月6日）。さらにこの時点で、都知事はP.T.の改組を表明した。ここにおいて都は公的に心因説を否定したかにみえたが、実はこの第2次的な心因説こそが、過換気症侯群という心身症概念を通して、もっとも被害者たちを苦しめていたことは既に指摘した。このような全身症状の心因性説は、いまだに行政のなかに根強く定着し

ているのである。

4月17日、P.T. 全体として最終報告を発表、心因説を撤回することを明らかにした（朝日、4月18日）。しかし、内科的所見として「重症例にはアレルギー体質の生徒も含まれていることなどから、オキシダントの影響だけとは説明できず2次的因子も考慮する必要がある」など、体質等の2次的因子を重視するP.T.の医師の姿勢に明確な変化はみられなかった。

以上の経過から明らかなように心因なる表現は行政、教育、医療の包括的な体制から消えた。しかし、石南中の被害を通して成立した緊急時対策は、すでに定着してしまっていた。その背景に、今もなお心因説によって社会的に被害を蒙った被害者が存在している。その中の1名（教師）は、現在もスモッグ被災に関する公務災害認定を申請中である。彼にとっても、スモッグ被害のみならず心因説による「社会における被害」もいまだ償われていないのが現状である。

まとめ

われわれ豊島病院精神科スタッフは「治療」の場で「心因論」に対し鋭い問題をなげかける事例を経験したので、その報告と考察を行った。

まず、昭和47年都内に発生した「光化学スモッグ被害」において、心因論が負わされた社会的役割を、具体的な資料にもとづいて考察し、次の4点に要約した。

第1に、光化学スモッグ行政に関わる医師たちは、被害者の示す全身症状が大気汚染によって起きているという考えに対して、否定的であった。しかし、医師団が心因説を公表するには、具体的な社会的場が必要であった。その場となった練馬区の某中学では、被害発生直後

から、症状が「神経性」あるいは「精神不安」によるとみなされていた。

第2に、都行政の医師団により、被害者の示す全身症状は心因性のものであるとの発表がなされた。この心因説は、学校社会では、授業の強行、管理体制の強化、自主規制の論理として学校の管理構造を正当化する社会的役割を負わされていた。こうした管理構造の変化に伴って被害者たちは教育日程から取り残され、孤立させられ、詐病視のなかに投げ出された。

第3に、都行政の医師団による心因説は、病者およびその家族の批判によって心身症概念に姿を変えた。しかし、ようやく成立した「包括的」光化学スモッグ被害の管理体制のもとでは、心身症概念は依然として公害行政および学校の管理構造を正当化する社会的役割を負わされていた。したがって、詐病視は更に強まったのであった。

第4に、光化学スモッグ被害における心因説の成立の背景には、医学に内在する心因論がある。心因論が負わされた社会的役割を捨象した上で、学問あるいは治療の中立性を仮定した場合には、心因論は医師の主観から独立して詐病視を正当化する論理となっていた。

以上のように要約した上で、精神科スタッフの討論によって明らかにされた点をつぎのようにまとめた。このような心因論の問題性は、特に戦争神経症、災害神経症などで著明である。しかし、一般的な精神科治療においても心因論は同様の問題性を孕んでいる。われわれ医師は心因論が負わされたこのような社会的役割を改めて確認することから出発しなくてはならないのである。

(附記)
本論文の作成に際し、筆者は豊島病院精神科医長足立、医師上野、心理日吉と討論を行い、その了解の上で提出したことを付け加えたい。

資料

(この資料は、都衛生局公害保健課職員および石神井南中学校職員その他の方から借用したものである)

被害者関係

a-1: 過去3ヶ年の夏型東京スモッグ観察記録と報告. 岩本経丸 (1972, 9)
a-2: 石神井南中学汚染大気事件の問題点と被害者の立場. K教師 (1972, 2, 23)
a-3: 行動宣言 (案). 東京スモッグをなくす都民集会 (1972, 2, 17)

行政関係

b-1: 東京都光化学スモッグ緊急時対策暫定実施要綱. 東京都 (1970, 7, 22)
b-2: 東京都大気汚染緊急時対策実施要綱. 都公害局 (1972, 4)
b-3: 衛生局光化学スモッグ緊急時対策実施要綱. 都衛生局 (1972, 7, 13)
b-4: 光化学スモッグの影響によると思われる健康障害者に対する医療費給付実施要綱. 都衛生局 (1972, 7, 13)
b-5: 昭和48年東京都議会会議録第2号. 東京都 (1973, 3, 5)

教育関係

c-1: 光化学スモッグ公害緊急時対策について (通釦). 都教委 (1971, 6, 9)
c-2: 練馬区立石神井南申における光化学スモッグについて—実地調査報告—. 教育庁体育部保健課 (1972, 6, 5)
c-3: 化学スモッグ緊急時 (予報・注意報等発令時) 対策通知集. 教体保 (1972, 6)
c-4: 大気汚染被害状況と経過. 石南中 (1972)
c-5: 石神井南申学校光化学スモッグ発生事故に関連して各学校における校内指導の参考事項. 練馬区教委 (1972, 6, 2)
c-6: 光化学スモッグ事故対策について. 練馬区教委 (1972, 7, 10)
c-7: 長田和雄: 石神井南中学光化学スモッグ被害の経過. 公害研究, 2 (2): 52-55, 1972.

医療関係

d-1： 臨床医学的調査研究分科会の結論．東京スモッグ対策研究プロジェクトチーム保健対策研究グループ．都衛生局（1972．7．21）

d-2： 健康ニュース．第1022号（付録）（1972．7．31）

d-3： 東京都精神衛生行政への問題提起．東京都精神科連絡会（1974．5）

文献

1) 大平俊勇：光化学スモッグ．詳文堂，東京，1972．
2) 高橋晄正ら：光化学スモッグ．三一書房，東京，1973．
3) 高橋晄正：石神井南中汚染大気被害の分析．公害研究，2（2）；56-65，1972．

II

心因論争の実際と回顧的考察

——精神科医は、精神障害者の利益になればこそ、却って害となる多くの場合を眼前に突き付けられて、ともすれば精神科医の存在理由までも否定されかねない時点にわれわれは今立たされている——
（土居健郎：精神科医の本能．精神医学，13；1126-1127，1971）

精神科医の存在理由

　病気だけではなくて人を見よ。昔から、医師は何度も繰り返して、そのように教えられる。医師になった頃の生意気な私は、その言葉を信じなかった。それは単に年寄りに有りがちな、中身のないキレイ事と思った。医療の前線は、若い私の目には、よりダーティにみえた。それ故に、医師は臨床技法を磨き上げれば事足りる。そう私は考えていた。先達の言葉には、多くの臨床の痛みが秘められていたとは気付かなかった。

　その私に臨床の真の恐ろしさを教えたのは、光化学被害の患者との出会いだった。

　この出来事を回顧するとき、私は当時の都のP.T.医師団が患者に対して行った、説明なき動脈採血の恐怖をありありと思い出す。いやしくも選りすぐられた一流の医師団が、何故、そのような非合理な行為をしたのか。医師団に悪意はなかったとはいえ、明らかに、彼らには臨床の「人間」が見えてはいなかった。医学における構造的な人間不在。医学という専門性そのものが、何処かに、本来的に、そのよう

な危険を内在させている。それは、精神医学の大切な概念ツールである「心因」概念そのものの中にすら、何らかの形で、危険なトリックとして組み込まれている。それは、精神医学誕生の歴史的な業にすら思えた。

　私が人並みの精神科医になるためには、私の眼の前に展開された、あの非合理を受け止め、それを文字にして私なりの行為形成をしなけらばならない。思えば、この体験こそが、若い私が一臨床医になるための試金石となった。

　当時の時代精神を知らない人は、私のそのような鋭敏さを、私個人の個性と思うであろう。そうではない。当時の若者は、今の多くの世界の若者と同じように切迫した時代精神を生きていた。若さとは、そのような純粋さでもあり、同時に、愚かさでもあった。まずは、当時の先鋭化した時代精神に触れておきたい。

　1970年は日米安全保障条約の改定の時期であった。私は、その激動の時代に精神科医になった。当時の日本精神神経学会では、私たち若手による告発と造反が繰り返された。そのようにして、現在の精神医療は形成された。

　土居健郎先生が、「精神科医の存在理由が問われている」と書いたのは、この時代であった。

　精神医療の改革運動に対して、土居は問い掛けた。

　告発者である精神科医は、患者を被害者と見做し、それと同一化し、実は、自分自身が被害者意識に逃げ込んではいないかと……。精神科医は「神の殺害者」として加害者意識から逃げ隠れすることはできないはずではないかと……。

　それは、若き告発者であった私の心に突き刺さる痛い言葉だった。そのような時代を生きた私は、結局は、権力関係から自由な場を求め

た。私は大学を離れて、一臨床家として、フロイトのような小さなクリニックを町中に持つことを夢見た。その一段階として、市中の都立病院精神科に拠点を移した。

その私に、予想すらしない過酷な状況、光化学被害の患者との出会いが待っていた。

その時、初めて、私は臨床で問われた。真理は何処にあるのか。真の権威とは何かと。精神科医は何処にいても権力問題からは逃げられない。それを教えてくれたのが、光化学スモッグ被害の患者たちとの出会いであった。

何処に行こうとも、権力から自由な場などは存在しない。少なくとも、人の心にこそ権力問題はある。そのことを私は初めて知った。オーソリティ（authority：権威、権力）とは何か。真理とは何か。後に、このテーマがオーソリティ研究というジャンルに属していることを私は知った。それは私の一生のテーマとなった。

中立性を求めて

自分が学生である間は、私は告発者に名を連ねていれば事は済んだ。しかし、光化学スモッグ被害においては、私は既に告発者ではなかった。気が付けば、既に、自らが公的機関に働く精神科医として、その事実だけで、告発される者の中に名を連ねていた。しかも、実際に、告発者の中心となった高橋晄正医師は、学生時代に、私を指導してくれた大切な「先生」であった。

「君は首をかけて真実を書き残すのだね」

先生は私にそういった。

気が付けば、精神科医として、公害被害の告発者グループとも、行政とも、直接に会って話し合わねばならない立場に私はいた。しかも、

関係者の皆が納得するような、正当な医学的行為をとらねばならなかった。それができる立場にいたのは、私だけだった。私の若さは、私の無能の口実にはならなかった。

先輩たちは私にいった。

「この事態を正しく記録できるのは君しかいないのだよ」

私には、その言葉が信じられなかった。先輩たちは、既に、一流の医学研究者であった。何故、彼ら自身が書かないのか。何故、この困難な仕事を未熟な私に求めるのか。失礼ながら、彼らに私は不信感すら抱いた。しかし、不信の正体は、すぐに分かった。未知な事態、「未知なるもの」への恐怖。そこから逃走したいという恐怖感。不信は私の自己防衛であり口実であった。

今にして思う。この出来事は、単に、光化学スモッグ被害という特殊例ではない。精神医学に内在する心因論そのものに驚くべき不備がある。いち早く、そのように議論したのは私だった。心因論の矛盾は、初心者にしか見えないものだった。若さにしか見えないものがある。身近な先輩たちはそのように考えたのだろう。結果として、「未知なるもの」、その探求が私の専門家としての一生を左右することになった。

心因論争から、私が逃げ出す術は、社会的にも、心理的にも、完全に閉ざされていた。退路はなかった。私は「未知なるもの」の正体を描ききる他になかった。そのように覚悟して、まず気付いたことは、私の自己が引き裂かれているという事実だった。

社会に流布した心因説を放置すれば、詐病視に苦しむ中学生たちを見捨てることになる。事実、彼女らの何人かは、自殺の危険すら懸念されていた。しかし、社会における心因説を否定すれば、精神科医たちが歴史的に心因性といっていた重い事実を否定することになりかねない。実際に、私たちは、そのように批判されたこともある。

そのどちらでもあり、どちらでもない行為形成が求められていた。そのような「中立的」な方法、立場、行為形成が本当にあるのだろうか。

どう考え、どう行為すれば良いのか。私には分からなかった。

「精神科医とは誰か」

精神科医は誰のために、何のために在るのか。私は誰のような精神科医になれば良いのか。これ以来、私は、そのように自問するようになった。

もし、治療行為に「中立性」というものが本当にあるとすれば、このような状況での社会責任と共にある。それに従って行為すれば良い。それが可能でなければ、私は精神科医という役割そのものを欺瞞とみなそう。その場合、私が精神科医であること自体が欺瞞なのだ。光化学スモッグの被害者に、臨床の場で医師として出会った以上、私は、もう逃げられない。そのように心を決めた。否、決めさせられた。

要するに、私たちは精神科医としての存在理由を、社会から問われたのだった。私たちは全く新しい行為形成を模索する他に道はなかった。

これ以降、私は、ただ、精神科医として中立的に行動するように心掛けた。そのように行為する他に道はなかった。中立性とは何か。中立性が何処にあるのかも知らずに……。

私は被害者側か加害者側かという前提では行為しなかった。実際に、臨床家として虚心に関係者に会うと、行政側、学校側、被害者側という対立を超えて、皆が協力してくれた。たとえ、それが困難であっても、そのような立場が、治療者の価値中立性だと思うようになった。治療者の中立性とは、社会的責任の中に自分を置く行為であった。そ

のような闘いでもあった。中立性とは、行為形成によって自ら創りだすものであった。

実は、ここに取り上げた学校・行政資料のほとんどが、当時は、マル秘扱いだった。しかし、私たち都精神科医の立場で中立的に資料の再分析するように試みると、皆、それに協力してくれた。その結果、私が精神神経学雑誌に投稿することになった。皆が真実を求めていた。

当時の無力な私が、今も、この仕事を続けている。そして、この出来事を語り継ぐ義務を果たそうとしている。そして、自分の無力を恐れることはない、と語り継ごうとしている。しかも、今になって、当時、出会った方々が、すべて、私の師であったと知り、驚き、かつ、感謝している。

今、私は自分の人生の、そのような不可解に改めて驚いている。

精神科医局での内部討論

当時、私が手元に保存していた詳細な資料は既に処分して、今はない。私にできることは、ここに提示した諸論文と、私の記憶を掘り起こして、現時点で語り継ぐことである。万が一、ここでの記録に不備、誤りを見つけた関係者の方は、各自で、自由に訂正していただければ感謝する。

医師の専門的思考の原点は、何時の時代も医局であった。まず、私たち都の精神科医は錯綜した社会的反応を正さなくてはならなかった。だが、如何にして、それが可能か。私たちは、徹底した内部討論から始めた。新しい行為形成に向けて……。

当時の豊島病院精神科には足立博医長がいた。ここで足立について説明しなくてはならない。

当時、彼は既に人間学的な精神病理学の権威であった。早くから、

ハイディッガー哲学を学び、「私は臭うという患者について」という論文を書いていた。彼は、固有の症候群を発見したにもかかわらず、それに固有の病名を付与することすら、敢えて、拒否した。病名に名を残すよりも患者の臨床的観察・記述に忠実でありたいという、彼の人間学的姿勢を大切にしたのだった。彼の研究は、後に、いわゆる自己臭症研究の契機となった。英語圏の流儀でいうならば、それは、本来、「アダチ症候群」と名付けるべきものだった。

　今でも私が覚えている彼の言葉がある。

　「依頼原稿を書くと思考が甘くなるから気をつけた方が良いよ。投稿論文を書いても、『良い論文だ』と褒められたら、論文としては失敗ですよ。褒められるのが良い論文ではなくて、読者に是非を問うものが良いのです。私は先輩から、そう教えられました」

　このような姿によって、当時の精神科スタッフは、彼の臨床的姿勢に共感を持っていた。この報告でも、彼が被害者の中学生に接するときの、素朴すぎるほどの姿勢が読みとれて、読者は驚くであろう。実は、それこそが、彼が多くの困難の中で作り上げた、彼の人間学的臨床の実践であった。

　この事態が起きた当初、彼も、また、他の精神科医がそうであったように、「この症状は心因性のものであり、心因性疾患も立派な病である」と説得して事態は済むと考えていた。若い私が本能的に、精神科医の自己欺瞞を読み取ったのは、この言葉である。実際に、彼が中学生たちに、心因という言葉を説明しようとすると、自分自身が論理矛盾に陥ることになった。そのことを指摘した私に、彼は問い掛けた。実は、足立の臨床家としての真価は、これ以降にあった。

　「君は彼らが示す身体症状を『心因性』のものではないと言って欲しいのですか。あれは精神医学が伝統的に心因性と言っていたもので

はないのですか。心因性と言っても、それは身体因、汚染物質の影響を否定することにならないのではないですか。それとも、端的に言えば、君は私に、心因性ではないと『嘘』を言ってほしいのですか。医師は患者を守るためには嘘をつくべきだ、と君は言いたいのですか。それが本当に必要ならば、私が納得できれば、そのようにしても良いですよ」

あまりに率直な問い掛けであった。これが若輩の私に対する言葉であろうか。私は正直に答えることにした。

「嘘は必要ないと思います。この状況では『精神的』という言葉すら、私たちが知らない形で『仮病』と同じ意味になってしまう。今までの精神医学が観察したことのない事態が臨床で起きているのだと思います。精神医学の在り方が問われていると思う。精神医学が何か基本的な点で新しく学ばなくてはならないのだと思います」

これに対して、彼は深く考え込み静かにいった。

「君のいうことはわかった。私も、そう考える他にないと思う。ただし、この事態を、直接、経験したことのない他の精神科医は、私たちが陥った困難を理解できないだろう。私の無能が、この困難を生み出したと考えるだろう。精神科医自身が、本当は心因という言葉を患者に説明できないどころか、自ら理解すらしていなかったとは、思いも寄らないであろう。そして、これからも、『心因性疾患も立派な病である』といって、患者を説得できたと思うであろう。しかし、そのような困難な事実が臨床にはあることを、私たちは書き残さなくてはならない」

私たち精神科医は心因性といわれる身体症状について、実は、自ら理解していなかったことを知った。実際に、神経症においては、症状選択、症状形成のメカニズムすら未だにわかってはいない。心因性疾

患においては、大事な点で「見えないもの」、「わからないもの」がある。そのことに精神医学は無頓着であった。

その「未知なるもの」の在り処を本書では探求する。

そのような開明の作業なしには、神経症症状を目の前にして、精神科医は、何故か、神経症を「わかった」気になってしまう。過剰な了解可能性に陥ってしまう。そして、過剰な解釈行為へと向かう。「わからないところ」を見失うこと。そのような力が神経症症状にはあるにちがいない。人間を含めて、存在するものはすべて、本来、了解不能性の上にこそ現象しているはずなのに……。

そのような議論の中から前記の論文は作成された。

この会話以来、彼と私たち医局メンバーとの信頼関係は揺らぐことはなかった。このようにして、私たちは、前記論文を発表し、さらに、都の精神科医による研究会と連絡会を作り上げた。以下には、そこで皆で討論したことを紹介する。

大気汚染被害か心因性疾患かという二者択一

まずは、光化学スモッグ被害そのものの特異性を説明する。

当時、関東地方で大気汚染といえば京浜工業地帯での喘息等であった。そこから離れた東京の住宅地域で大気汚染被害が起こるとは、誰も予測してはいなかった。今でこそ、「光化学スモッグ」は都市型大気汚染被害として誰でも知っている。しかし、当時、日本では、それは「幻の公害」とすら言われていた。

日常的に呼吸している大気が汚染されつつあるという不安。それは、予期せぬ事態であり、集団発生という事態こそが、単に、患者だけではなくて、社会的に「ヒステリック」な驚愕反応を引き起こした。当然のことながら、行政も医師団も、その対策を準備してはいなかった。

社会において心因騒動が広がったのは、この状況下であった。そのような不安の暴発に対する都のP.T.医師団の反応は「焦り」であった。そして「大気汚染か心因性疾患か」という二項対立（A or B）に呪縛された。当初、マスコミがそのように報道していたし、学校社会でも、行政でも、そのような問題の捉え方が自然だったのである。

この事態に関係した都の臨床精神科医たちは、心因性症状の出現が大気汚染の存在を否定するものではないことを、皆、知っていた。つまり、二項対立（A or B）は二者択一（A or non-A）ではない。つまり、二項対立は、「どちらも正しい」という答えが論理的には可能だった……はずであった。むしろ、精神科医は、そのように説明しようと試みた。精神科医の多くは、皆、患者に、社会に、そのことを説明すれば通じると信じていた。その点こそが、精神医学としては、如何にも社会的に無知であり、無経験であった。この状況下で、足立医長が心因性という言葉を生徒たちに説明しようとして挫折したのだった。

心の臨床家が大切にしている言葉、「心」を何故、社会は拒絶するのか。実は、今から思えば、この挫折こそが大発見であった。それこそが、過去の著名な精神医学者が書き残したことのない、新しい臨床所見であった。

症候論的な再分析

集団発生がみられた各学校において、すでに記録されていた症状群は、大きく2つに分けられる。
①粘膜刺激症状
　激しい流涙、激しい咳などの粘膜刺激症状。

②全身症状

　苦痛を伴う顔面紅潮、顔面筋の硬直、手足のしびれ感、疼痛を伴う全身けいれん、意識混濁。

　当時、私たち精神科スタッフが観察したのは、全身症状のみである。当然ながら、病院であるから汚染した大気はない。つまり、粘膜刺激症状はなかった。
　確認された全身症状は、
ア．一過性の意識もうろう状態。
イ．被暗示性の亢進（精神交互作用）。
ウ．両手足の疼痛が全身に拡大するとともに、両手を胸に屈曲した全身性硬直性発作。

　それは古典的な「集団ヒステリー」の記述と極似していた。そこで都のP.T.の医師団は、動脈内の酸素分圧上昇を証明し、全身症状が不安による過換気症状、つまり、心因反応であり、それは大気汚染と無関係である、と証明しようとしたのだった。患者たちは、そこに、「大気汚染被害ではなくて心因性疾患である」という医師団の予見を読み取ったのである。そして、説明なき動脈採血の強行は中学生たちを恐怖に陥れ、怒りを招き、全身発作を誘発した。この事実は、全経過を資料によって分析して、初めて、私にも確認できることだった。
　怒りを示せば発作が起きて、「偽りの被害者」であると証明されてしまう。それが、患者たちが置かれた状況であり、恐怖の実態であった。

心因論再考

　ちなみに、身体表現性といい、身体化というにせよ、心因性の身体症状は、単純には次の構造で説明される。

心　→　身体

　精神医学が無意識的に引き継いできた、この説明図式は一見、自明である。それを無条件で信ずる臨床家は多い。しかし、明確に語られてこなかった深い謎、「未知なるもの」が、この式の何処かに存在している。私たちが目指すべきは、この説明図式に隠された真の構造を発掘することである。そこに伏せられて存在する「見えないもの」、「未知なるもの」とは何か。それを明るみに出すこと。その開明の作業こそが本書のテーマである。

　事実経過に戻ろう。この事態に対処すべく、私たちは都の精神科連絡会を結成した。当時、松沢病院の吉田哲郎医長は生物学的精神医学の専門家であった。彼は全身発作に何らかの未知の背景が影響していること、それを、単純に心因の言葉では説明できないこと、スモッグ被害と症状発生との関連は容易に否定できないことを知っていた。重要な点は、全身症状が心因性であるか否かではなかった。
　さらに、墨東病院の精神科の西山詮医長は、多彩な症状に、私たちが幻惑され思考が混乱しているのを見て、次のような、思考ツールを示唆してくれた。多少の記憶錯誤はあるかも知れないが、私の記憶から書き残す。

	心因	身体因
個体因	精神的脆弱性 (精神不安)	身体的脆弱性 (虚弱体質)
環境因	社会における被害 (仮病扱い)	汚染物質 (動脈血採血)

　私たちが観察した症候群は、少なくとも四次元から検討すべきものであることを、このシェーマは教えてくれた。概念的には次の4因子による病因論が必要であった。

身体症状　＝　心因　＋　身体因　＋　個体因　＋　環境因

　これを具体的に示せば、次のようになる。

身体症状　＝　精神的脆弱性　＋　身体的脆弱性
　　　　　　＋　社会的被害　＋　汚染物質　＋　α

　「心因から身体症状へ」という、さり気ない矢印に、少なくとも、上記の4次元的な構造が隠されている。当然のことながら、臨床精神科医は、皆、それに気付くことは素早かった。

　このようにして、諸先輩は私に一つの使命を果たすように勧めた。それは、この事態に関する社会的・歴史的な資料を集め、「中立的」な立場から正確に書き残すというものであった。私が一番、若い当事者で、これが社会的な事例であることに対して、最も、鋭敏に反応したからだった。

　当然のことながら、私は、国の内外での同様な集団発生事例を文献

検索した。魔女狩り、集団ヒステリー、戦争神経症、賠償神経症、労災の論文は、多数あった。それらを読んで気が付いたことがあった。

私の知りえた論文では、担当医が臨床所見を患者に如何に説明したかが全く書かれていないのである。患者がヒステリーや心因の言葉に如何に反応したかなどは、当然、書かれてはいなかった。論文の書き手の殆どが現場の臨床家ではなかったのである。

国内には、「三池災害によるCO中毒患者の医療における社会的諸問題」なる貴重な論文が、雪竹朗によって、1970年に日本精神神経学雑誌に報告されていた。そこでも症状の心因性が議論され、それが問題を紛糾させていた、と報告されている。つまり、社会的被害の責任論が生じた時には、必ず、心因論争が生ずる。その時、「心因」は社会的賠償責任を否定する論理となる。この意味では、ヒステリー患者をめぐる「変質」論争は今も生きている。その是非を論ずる以前に、そのような事実の存在を精神科医は知らなければならない。無知を理由にしては、精神科医の社会責任は免責されない。そこが、如何にも、私には辛いところであった。

これからも、労災や東日本大震災の賠償問題でも、同じことが繰り返して起きるであろう。「心因性疾患も立派な病だ」と語っても、問題を紛糾させるだけである。精神科医が光化学スモッグ被害の悲劇を二度と繰り返さないように、私たちは、この事実を語り継ぐのである。

当時、西山医長が示した精神科医の2つの役割についての論考が示唆的なので、ここで、私の記憶に従って紹介しておく。

精神科医の役割には2つある。治療者性と鑑定者性である。典型的には、前者は日常臨床における精神科医の役割である。後者は、司法鑑定や民事鑑定や行政措置における役割である。通常、治療者は、その二面性を持っていて、その事例との出会い方で、その役割も、用い

る方法も論理も異なる。この意味では、光化学スモッグ被害では、精神科医は単なる治療者ではなかった。「スモッグ被害か心因か」という二者択一の判定者としての社会的役割を負わされていたのである。そして、二者択一の設問自体に誤りがあったのである。

　問題は、当の精神科医自身が、この2つの役割を自覚していなかった点にある。このことによって、精神科医が深い自己分裂を担う存在であると、私は教えられた。ここでも、私が若いからといって、無知は私の社会責任を免責してはくれなかった。

　本来、臨床現場において、精神科医自身が自己分裂の痛みを自覚したとき、初めて、患者は救われたと感じるのだ……、と今は思っている。無知とはいえ、大変な職業を選んでしまったと思う。

社会医学的な反省

　社会医学を学んだものならば誰もが知っている古典的エピソードがある。

　19世紀、ヨーロッパをコレラの大流行が襲った。1848年、遂に、被害はロンドンに及んだ。まだ、抗生物質もないころ、ロンドンは壊滅の危機に瀕していた。ジョン・スノーはロンドンのブロード街の町医者であった。彼は街の地図に感染者の発生状況をプロットした。そして、その発生領域が特定の水道会社のサービス区域と一致していることを発見した。こうして、有名な共同水道栓の閉鎖が実施された。これが契機となって、コレラの流行は沈静化した。このような疫学的調査こそ、調査班に求められていたはずであった。しかし、実際に、その役割を果たしたのは、被害者を支援した高橋晄正医師であった。

　これに対して、都プロジェクト・チームの医師たちの初動は疫学的誤謬にもとづくものであった。

当時、症状発生は東京周辺の広域に及び、男女、ほぼ、同数であったにもかかわらず、私たちの病院に入院したのは、同一中学の女子だけだった。何故、広域のサンプリングをしなかったか。何故、女子のみを検査入院としたのか。何故、男子を選ばなかったのか。それは、明らかにP.T.医師団の先入観、つまり、女子であり、集団ヒステリーであるという先入観に基づくサンプリング・バイアスであった。「不安」による過換気で酸素分圧が上昇する。その証明だけのために動脈血採血が強行された。それ故に、当時の被害者グループは、動脈血採血を「現代の魔女狩り」と批判したのだった。

後日談

ここで解説は、私たち精神科医の個人的事情に及ぶ。

スモッグ被害は、多くの生徒たちの人生を左右したであろう。しかし、実は、それは私たちの、臨床家としての在り方をも左右した。都の光化学スモッグ対策が、ようやく、軌道を修正したころ、足立医長は部長に昇格した。公害問題の困難から逃げ出さなかった彼の真摯な姿勢が評価されたのだ、と噂に聞く。当時の私には、それは理解しがたい出来事だった。それが事実ならば、今は、素直に喜ばしいことだと思う。

臨床最前線にいる私の試みなどは、大学の研究者の関心事であろうはずはない。そのように私は割り切っていた。今から思えば、それは私の権力嫌いの悪癖であった。その予測は見事に裏切られた。当時、東大社会医学系の教授であった土居健郎先生と教室の教官たちから、私が大学に戻るように誘われた。予測すらしないことであった。大学の先生方は、既に、私の地味な論文を読んでいたのである。

「君が臨床で学んだことを、是非、ここで教えてほしい」

Ⅱ. 心因論論争の実際と回顧的考察   65

　私が体験した臨床の困難をポジティブに評価してくれれる人が大学にいるとは、予測しなかった。結果的には、それが私の進路を変えた。その後、私は一人前の臨床家になるために、必然的に社会医学へと歩むことになった。それは教室の先生方の意志でもあった。こうして、臨床精神科医でありながら、社会医学系の精神衛生学教室を経て社会医学の専門教室へという、私の風変わりなキャリアが自然に始まった。私の研究方法とは、シャルコー以来の古典的な臨床研究を、社会の中で徹底することであった。

　そのように私を導いてくれたのは、専門家としての先達であり、スモッグ被害における心因論争であった。そして、今、大学を退職し、ようやく、私の願いがかなって、一臨床家に回帰した。そして、今、この半世紀にわたる宿題を世に出す責任を果たそうとしている。

　その間、私は多くのことを学んだ。そして、私の中に根深かった反権力意識こそが権力への深い関心であると知った。

　私は、私の内なる権力問題、つまり、オーソリティー研究に決着を付けたかった。それゆえに、「精神医療におけるパターナリズムと自己決定」として定式化して日本精神神経学雑誌に書いた。そこに、私の統合失調症研究が始まった。その詳細は、「臨床人間学」（新興医学出版社、1994）という本に収めたので、ここでは省略する。

　権力と個人の相克。多分、人に「心」があるかぎり、その相克は消えない。人に「やさしさ」がある限り内なる破壊衝動も消えない。生と死。創造と破壊。現代という時代状況。大きな自己分裂を内に持つからこそ人間は人間でいられる。人は自己分裂の中で「中道」を生きる他にない。それが、治療者の「中立性」なのだ。今は、そう思う私がいる。

21世紀、今も、人間は自己分裂を克服できないでいる。現代という状況。自己分裂は人間が生きるための条件となった。それでは、内なる自己分裂の痛みを解消する知恵を、人類は持っているのか。

　心因性の身体症状。神経症者における心と体。そこにある真のテーマ。人間存在を構成する真実と欺瞞。加害者と被害者。権力と反権力。正当と異端。今や、現代の「知」は膨大な二律背反の中にある。あたかも、ニーチェの「神の殺害」の予言が既に成就されたかの如く、現代人の知は、既に、引き裂かれている。現代という限界状況においては、人類は自己分裂を与えられたものとして素直に受け止め、それを生きてみる他に道はない。「何故の戦争か」というエッセイにおいて、フロイトも、そのことを語っていたと思う。

　今、求められているのは、二律背反の狭間にある「間隙の知」なのだと、私は思う。それは専門分化の間隙に落ち込んで見えなくなった「知」でもある。現代では、臨床における行為形成のための「知」とは、そのように間隙的である。それゆえに、見えにくい。それを見るには、自己分裂への容赦のない洞察、徹底した真実への欠如感覚を保持するよう求められる。それは、業績主義の現代には余りに不器用な知恵かも知れぬ。否、その不器用こそが真の知恵かも知れぬ。しかし、そのような自己分裂と欠如感覚をうちに秘めてこそ、精神科医は臨床家でいられる。実際に、臨床最前線には、そのような精神科医が今も沢山いる。そのような国に生まれたことが、私には救いであった。

　分裂の「間隙」にある「未知なるもの」。「間隙の知」を、私は本書で開明しているのである。

　なお、本書を、今、発表する直接的な契機は、前記論文中にも登場する上野豪志先生と、近年、再開したことに依る。当時、シニア医師として私の面倒を見てくださった先生である。先生は、今も、スモッ

グと心因論について書こうと努力していると語って下さった。そして、今にこそ、私が本書を出す必要があると熱く説いてくださった。

　生来、モノグサな私だけが、大事な資料を私物化してサボっているわけにはいかないと反省した次第である。当然のことながら、良き先輩は持つべきである。深く感謝する。

第二部
心因論の研究

I

神経症と仮病扱い

次の論文を読むにあたっての予備的解説

　前記、光化学スモッグの心因説被害の報告において、私たちが至った1つの結論は、心因性疾患と詐病視は何らかの点で不可分であるという、認め難いものであった。「真実」と「虚偽」が交錯する人間の姿。その虚実の世界。それを確認した以上は、精神医学における心因論をも、より広い視点から見直す必要があった。実際には、これは言葉でいうほどに単純な作業ではなかった。

　文献検索によると、実際に、臨床で心因性疾患に詐病視の問題が起きたという報告は、稀ではあるが確かに存在していた。しかし、それは主に賠償神経症などの、いわゆる「社会神経症」においてのみ論じられていた。私は、計らずも、「神経症と詐病」という古典的で未解決なテーマに引き戻されたのである。

　神経症という困難な疾病に対して、操作的診断学では、器用に、詐病視の問題を回避して済ませてしまう。そのような問題意識さえない。人間存在にまとわりつく根源的問題。「真実」と「欺瞞」、あるいは、「虚実」が一体となる深みにおいて、実は、神経症者は病む。フロイトが自己欺瞞を重視したように、神経症を見る限り、同時に、治療者自身の自己欺瞞の問題をも視野に入れねばならない。私は果たして、神経症に如何に接したら良いのだろうか。

そのことを土居健郎先生にたずねたことがある。

「何故、精神科医は神経症患者のことをわかっていると思ってしまうのでしょうか」

それに対する先生の答えは明確であった。

「神経症の人は一生懸命に、わかって欲しいと訴える。だから、それを聞いている治療者は実はウンザリして、『もうわかっている』という態度をとらされてしまうのだろう」

神経症症状における過剰な了解可能性。

神経症患者の訴えに接すると、治療者の頭には反射的に色々な解釈が浮かばざるをえない。仕事を休みたいから訴えるのであろうとか、幼児期の愛情希求の再現であろう等々。自ら自覚していないと、治療者の思考は過剰な了解可能性の罠に陥る。多弁になる。つい、患者に説明したくなる。そして、人間存在が本来、備えている「わからなさ」、了解不能性を見失う。

過剰な解釈可能性の罠。それが神経症症状の怖さである。

西欧で育った生物学的精神医学は、精神疾病の「重症度」について生物学的先入観を持ち込んだ。「精神疾患は脳の障害である」という前提であった。まずは、精神障害の実体として、脳細胞の生物学的病変を想定した。最重度の器質的脳障害の中でもモデル精神病として神経梅毒、つまり、進行性麻痺に注目した。それが統合失調症研究の原型となった。そして健常者に一番近いところに神経症をおいた。

その時、精神医学は、健常者そのものを何処においたのか。健常な人間は天上の神に似せて作られた完全なる存在である、と考えたのか。そして、神経症者は健常者の一亜型に過ぎないと考えたのか。神経症論は現代に生きる「変質」論なのか。

一度、生物学的先入観をカッコに入れて、虚心に「心の病」について考えねばならない。

　ヤスパースが指摘するように、人は統合失調症の1次性妄想に接すると、そこに了解不能性を感じ取ることができる。そこで他者としての抵抗を感じることができる。しかし、神経症者の過剰な了解可能性は、目前の人間が本来保持している「わからなさ」すら見えなくする。そして、人は人間存在の了解不能性をも見失う。

　人間の思考が常に回帰して脱することのできない「真実」と「虚像」の世界。生と死の狭間、うつし世に生きる人間存在。心と身体の狭間にあるもの。むしろ、脳障害のない人間、健常者の「心」こそが深く病みうるという事実を神経症患者は教えてくれる。この意味では、神経症の症状こそが、虚実を生きる「人間」ならではの精神病理を表現する。真の意味で「心」、「精神」に固有な病とは神経症症状を指すのかもしれない。実際に、神経症治療の現実は極めて困難なものである。

　神経症の病理は単に患者の中にあるのではない。治療者を含めた人間存在の在り方にあるにちがいない。

　そう思うと、神経症研究は私一人で挑める作業ではなかった。そこで、私は土居健郎先生に、直接、臨床指導をしていただいた。つまり、ここで提示する一例報告は、土居先生による臨床スーパービジョンの記録であり、かつ、論文指導の産物でもある。

　なお、この一例研究は本人の許可を得て論文化したものではなかった。当時まだ、学会において、インフォームド・コンセントの原則が十分に知られておらず、そのような習慣が専門誌にはなかったからである。ただし、既に、専門誌に掲載されたこと、40年ほど前であること、個人が同定されるような情報は書き代えたこと、などの配慮を

した。万が一、ご本人の眼にとまった際は、このような理由なので御了解いただきたい。

　むしろ、今、この論文を読んで改めて思うことがある。

　この治療においても、結局は、患者本人が私の思惑を超えて、自ら考え、解決し、新しい生へと歩みだしたのだと思う。臨床の原点を教えてくれた患者本人に、「私こそが大変、勉強になりました。有難うございます」といって、その感謝を伝えることができなかった。その未熟さが、今は、残念である。私は改めて、ここに、紙面をもってではあるが、敬意と感謝の念を表しなければならないと思う。

ケース・スタディ

はじめに

「私の病気は精神的なものでしょうか」。精神科を受診する時に、このように問う神経症者は多い。私は、この問いに潜む神経症者の葛藤を明らかにするつもりである。

私は、精神的という表現が治療者と患者にまったく異なった意味をもった実例を前論文[4]で報告した。それは、いわゆるスモッグ事件における心因説についてであった[10,11]。当時、医師団が「心因性疾患も立派な病である」といって患者を擁護しようとしたこと自体が、患者たちから仮病扱いであるとして激しい非難をうけた。私はこの体験を通して、精神的という表現が、仮病扱いの問題をめぐって精神科治療者と患者の根深い葛藤を表わしていると考えた。この論文では、神経症の心因概念と仮病扱いの関係を、症例検討を通して考察する。

神経症の心因性を論ずるときに、われわれは、以下の点で基本的な混乱を見出すのがつねである。第1に、心因概念そのものが多彩であり、統一した定義がなされていないことである。

第2に、心因性という診断それ自体が、周囲の仮病扱いと密接な関

(文献:神経症と仮病扱い―神経症の症例研究を通して―. 精神療法, 3; 362-370, 1977)

連をもつことが指摘されていることである[5,7,8,12]。とくに、精神医学的診断は位階剥奪の儀式であり[2]、社会的烙印[3,9]であるとの問題が、社会学者たちによって指摘されている。それならば、神経症の診断が仮病という烙印となりうる現実に対して、神経症者の治療の際に、われわれはどのように対応しているのかを改めて点検しなくてはならない。

ここに選んだ症例は、私が光化学スモッグ被害者と接し心因概念と仮病扱いの不可分の関係を体験したころに治療が始まった。

このために、私は全治療経過を通して、仮病扱いの問題をつねに意識せざるをえなかった。それゆえに、この論文では、このような私の態度と患者の状態の変化の関数として、仮病扱いの問題を捉えるという治療関係論的視点[1,6]をとった。

なお、仮病扱いという表現によって、私は仮病扱いが問題となるような人間関係に着眼するつもりである。

症例（M子　38歳，女性）

1. 初診時所見

a. 患者の印象

X年8月、M子はオレンジ色の派手なワンピースで、1人で来院した。中背やせ型で髪を茶に染めきちんと身づくろいはしているが、やつれた表情とどことなくなげやりな態度は、彼女の消耗感をあらわしていた。うつむきがちでありながらけっして崩さぬ姿勢で過度な気づかいを感じさせる会話の端々に、ふっと自嘲的な笑いをうかべていた。治療者に対して、「迷惑をかけてすまない」とやたらにくり返していた。

b. 受診理由

3週間前よりつづく四肢のシビレ感と硬直を主とした全身発作、左上肢の知覚障害（シビレ感）、心臓がしめつけられる感じを主訴とする。神経学的には、全身に対称性の反射亢進と、左腕外側に肩関節から手関節にいたる知覚過敏と異常知覚（シビレ感）が確認された。その他の異常所見なく、生化学的検査は他院で精査し異常ないとのことで省略した。脳波は発作波なく異常所見なし。

はじめての発作は7月中旬であったという。M子は自分が経営している洋装店の従業員と口論した。その数日後、店で「もうこの従業員にはやめてもらいたい」と思っていると、体から血がひいて心臓がしめつけられる感じがして、死ぬのではないかという不安に襲われ、前述の全身発作をおこした。

今死んだら夫にあえないと思い夫に電話をしてから救急車で病院にいった。その時、救急車でも病院でも「神経からなる」とか「ヒステリー症状」といっているのを聞いた。その後、近医で精神的な病気といわれたのが当科受診の契機になっていた。

c. 生育歴

X－38年、東北の農家に、同胞10子中第6子として生まれた。父は患者が小学校6年の時に、脳卒中で他界し、母は初診時70歳で健康であった。幼少時より体がよわく、よく貧血でたおれたという。小学校1年の時、浮腫あり腎炎といわれ1ヵ月間休学したが、以来再発はしていない。父の死後、経済的に苦しかったから中卒で上京し洋装店に住み込んで働いた。X－14年、現在の夫と見合いで結婚し、同時に開業した。夫は運転手で42歳、8歳の息子と3人で暮している。X－7年3月、歩行中に小型トラックにはねられ顔などをうって20分間の意識喪失があり、入院し1ヵ月で治癒した。その時、看護婦が「手足のシビレや頭痛は事故の後遺症」といった言葉が気になってい

たという。

2. 治療経過

便宜上、全治療経過を4つの時期にわけて記述する。

a. 第1期

この時期は「どうせ精神的な病気だから」という自嘲的な態度が特徴的であった。

外来治療がはじまった当初は、M子は「神経質な性格をかえなければ発作もかわらないだろう」と精神科受診を意味づけていた。しかし、その態度は「どうせヒステリーだから」となげやりであり、治療者に「迷惑をかけてすみません」とあまりに気を使うので、かえって私が戸惑うほどであった。なお、診察は予約制で、通院間隔は1〜2週に1回、診察時間は10分から1時間とさまざまであった。これは、当科の平均的な治療形式である。薬物療法もいろいろ試みたが、経過に大きな影響を与えていないようなので省略する。

通院数ヵ月で発作が小康状態になると漠然とした不安がM子を支配しはじめた。「今は何かが不安だ。生きていくことが不安だ。いまの生き方でいったらつまらない、むなしい」というM子に、生き方の何が不安かと問うと「わからない」という答がかえるだけであった。その不安をM子は「交通事故から別の世界に入ったような気がする。健康な自分でなくて、体の弱い気の弱い自分になった。なにかあるとボーとしてちがう世界に入ったような気がする。そうなるともうだめだ」と説明した。このような「よわい自分」について、ただ「生まれつき体が弱かったから」と答えるだけだった。後に明らかになったことであるが、「よわい自分」とは「神経症になるような自分」であり、そう考えたのは「よわい人間が神経症になる」とM子が考えていたことに対応していたようであった。M子が示した自嘲的態度も、

実は神経症者としてのM子の苦悩を表現していることを私は知らなかった。

　M子の自嘲的態度にかかわらず、症状はM子の不安について多くのことを語っていた。M子は身近に人が死ぬと敏感に反応した。すでに受診前の2月に夫の父が交通事故とその直後の心筋梗塞で胸を痛がって死んだ。「発作の時の不安は、義父の死の不安です。ああいう風になってしまうのではないかという不安です。発作をおこしそうになるとその時のことが浮かんでくる。……近所の人が片麻痺でたおれた。発作の時、その二人を思い出して結局いつ死ぬかわからないと思う。苦しんで死ぬのはいやだと不安になる」

　義父の死は交通事故の後遺症の不安を呼び起こすのではないかと問うと、「もう後遺症の心配はしていません」と答えるのだった。

　M子の発作には生活上の契機があり、それは身近な人の死とは無関係であった。1つは、従業員とのトラブルであり、他は夫の母とあうことであった。「夫の実家とは一応うまくやっている。長男（夫のこと）が家を出てしまってすまない、義母にも何もやってあげられないし……。仕送りなどができない時があり、義妹が大分うらんでいるようだ。義妹がよその人にいった悪口が私の耳に入ってくる」といった。

　夫の言動が直接に発作を誘発することはまれであった。ただ夫を「わがままでやさしさがない」と評し、夫がM子の精神科受診を好まず、「精神的なら自分で治せ」と薬局で安定剤を買ってきては勧めると訴えた。

まとめ

　M子は自分の病が「どうせ精神的だから」と自嘲的であった。私は、そのようなM子にとって神経症の診断が苦痛であろうと考え、精神的な病と診断しないで治療をしたいと考えていた。

事実、M子の生活の場ではM子の病は仮病という意味をこめて精神的なものとみなされていた。つまり、精神的とは夫にとっては「自分で治せ」ということであり、義母にとっては「頭がおかしい」と同じであり、従業員は「ヒステリー」といって嘲笑していたという。M子は肉親とりわけ母だけが病人とみて助けてくれると語っていた。そして、「肉親でも世間の人でもないその中間の人たち」つまり、夫や夫の親類と従業員の範囲で、助けが得られないときに仮病扱いされると訴えるようであった。

b. 第2期

この時期は「からだの病気ではないか」といって他科を転々としたことが特徴的であった。

すでに治療は1年数ヵ月を経た。M子の自嘲的態度によって私は戸惑い、治療はいきづまっていた。この状態を切り抜けるために、私は催眠療法を行うことにした。カタルシス的効果よりも暗示によるトランス状態で心身のやすらぎをとりもどすことを期待した。

X＋2年2月上旬に催眠療法をはじめ、わずか1ヵ月で表情も明るくなり、症状も消耗感も消え、劇的な回復をみた。トランス状態において幻視として「ピンクのコスモス」が頻繁に出現し、M子の心をくつろがせた。この花のイメージは交通事故の意識喪失の際に浮び出てM子の不安を和らげたものと同じであった。後に、これは父の追憶と関連していることが明らかになる。

このようにM子が回復してきた時に、次第に催眠が深まらなくなってきた。あたかも催眠療法に抵抗するごとく「からだの病気ではないか」との不安が生まれたのであった。催眠に対して消極的となり、「コスモスがみえなくなった」と訴え、「催眠療法でよくなって恥しい」というようになった。

5月になって義母の訪問をきっかけとして軽い発作をおこし近医を

受診した。これをはじめに、自分から内科、耳鼻科を転々とするようになった。「催眠で完全に治って、もう絶対にならないと思っていたのに」と不満げであった。実は、この時期にM子の症状が悪化したのは、母の肺気腫が悪化し母の死を恐れていたからであることが、後に明らかになる。「からだの病気」の不安は、母の病気の進行と関連していることに私は気付かなかった。

 7月に入って近医をかえたところ貧血を指摘された。精査のため当院内科に紹介すると、鉄欠乏性貧血であり鉄剤投与を開始した。私は同年3月に軽度の貧血を確認したが、M子の不安を強めることを恐れ、知らせてはいなかった。私のこのような敏感さにM子はとくに反応していたようであった。

 8月に入って義父の墓まいりをした時から、頭痛が次第に強くなった。なお、M子は幼少時から頭痛もちであったという。「頭痛は貧血のせいだろう。あるいは脳卒中もあるのではないか。私はもともと内科の病気ではないか」とM子は訴えた。頭痛にともなう消耗によって催眠は中止せざるをえなくなった。

 8月下旬、当科の看護婦Kの勧めで婦人科を受診し、子宮筋腫が発見された。婦人科医から私への説明では、「全身倦怠感や頭痛と子宮筋腫とは必ずしも結びつかないが、貧血との関係はある」とのことであった。M子は、「頭痛は脳腫瘍のせいではないか」と不安になった。頭痛を説明しうる身体疾患を、私よりもM子が先に発見したことに、私は内心で狼狽した。

 9月になって、子宮筋腫の手術を行った。以来、M子は内科で鉄剤を、婦人科でホルモン剤を投与された。「手術まえによくなったのは精神科のお陰だと思う。ただ、本当の病気をはやく見つけられなかったことが……」とか、「婦人科の先生は頭が痛いのはホルモンのせいだという。なぜ精神科に通っているのかと聞かれた」と私に不信を示

した。しかし、反面では「精神科をしばらく遠ざかると落着かない」ともいう。今やM子は、からだの病気と精神の病気との、他科と精神科との二者択一の状況に陥ったのである。

　この治療状況を切り抜けるためには、からだの病気の不安について、M子と話し合う他はないと私は考えた。「ここの病気ではなくて脳外科の病気ではないか。もう治る見込みがないのに迷惑ではないか。今まで、医者はいろいろやって治せなかったので医者不信だった……。交通事故のあともしばらくノイローゼ気味であったが、はじめ自律神経失調症といわれ、そのうちにヒステリーといわれた。使用人にもヒステリーで休んでいるといわれるようになってしまった」と訴えた。それに対し、私は、「体の症伏があって検査でひっかからない時に、医者はヒステリーと呼ぶので、世間で悪口に用いるヒステリーとは別なのだ」と説明した上で「からだの病気が問題なのではなくて、からだの病気を恐れる気持が問題なのではないか」と問うと頷いた。

　次回の診察では、すっきりとした表情で、「あまり考えないことにしました。自分のからだのことばかり考えてきたことがもったいない。この前は、ゆっくり話してよかった」と語った。

　当時M子は、近医、婦人科、脳外科、整形外科、内科を受診していたが、次第に精神科を中心にして他科を整理しはじめた。貧血の治療が終わって、婦人科と精神科だけが残ることになるのだった。

まとめ

　神経症であることに自嘲的なM子に対し、精神的な病であるとの診断が、仮病の烙印となることを私は恐れていた。これと同じく、M子が「からだの病気」と主張したのは、仮病扱いを恐れて、「私は精神的な病気ではない」と主張するのに等しかった。精神的とは、他科から精神科の患者に、身体医学的方法から心理学的方法の対象に、変わることに他ならなかった。結局、M子は精神科の患者となること

を避けることによって、仮病の負い目から逃れようとしていたようであった。

それゆえに、からだの病気の不安は、からだの病気を発見することでは治まらなかった。M子は、不安そのものをもてあましていた。

c. 第3期

この時期は「やはり精神科でないと治らない」といって積極的に精神科を受診したことが特徴的であった。

X＋3年2月、半年毎に住み込みで家事を手伝いにきていた母の肺気腫が悪化し、近医に往診を依頼したが断わられた。M子は自分が頼んだので断わられたと思い、それを確かめるために隣人の名で往診を依頼すると、近医は引きうけた。たまたま、このことに気づいた夫に「お前は気狂いだ」と怒られ、取り乱したM子は「離婚したい」といいだした。

結局、母は田舎に帰って入院することになった。M子も、「だるくて吐気がする」との理由で内科に入院を希望したが、私の制止に従った。M子は、母の病気と自分の病気を混同しているようであった。

3月に入って、ようやくM子は「医者を転々とすることで、結局は神経がまいるだけで、マイナスになる」と気づき、手術以来閉めていた店を再開した。このころから夫婦の関係に変化がみられるようになった。「主人が風邪をこじらせてねていた。はじめてこんなことをいったのです。おれ重荷になってきた。妻子を養う力はないと」

5月、新しい従業員を雇った気苦労とともに軽快していた頭痛が再発してきた。このころ、M子は突然夫を伴い来院した。夫はM子がいまも脳卒中の不安におびえていることを告げた。夫の来院が何を意味するのか、当時の私にはわからなかった。

7月のある日、明るい表情のM子が、「先生、大分元気になりました。何も心配していません」と入室するなりいった。他日、M子は

大金をもって買物にでた。気がつくとバッグの中になく、「必死になって探しまわっているうちに症状のことを忘れてしまった」という。

　次回の診察にも、「やはり自分はこの科でないと治らないと反省した。今度は頭痛になってもからだの心配はしなかった」と告げた。一方、夫に関しては、「主人がこわいと神経をつかっていた。それが積み重なって……。実際に当たってみたら私の方がつよかった」と語って、夫がもっと仕事に身を入れることを要求しはじめた。

　8月末になって、「ここのところ店ができなくなった。客をみているとふるえがくる」と訴えた。M子は、症状と無関係なことを述べるように自分の気持ちを、「夫は夫自身のために働いて、私は夫と子供のために働いている。それをかえようと思う。だから、店を無制限に閉めようと思う」と語り、事実その通りに実行するのだった。今から思えば、母の助けがなくなって夫に頼ろうとしていたようであった。

　当時、M子は病気について、「交通事故までは、私は夫を経済的にも支えてきた。事故の直後、夫はやさしかった。はじめて夫に依存したと思った。それまでに何度も夫に頼りたいと思ったが、言葉にいっても絶対にそうしてくれない人だから、このさい病気を理由に甘えてやろうと思った。甘えがあったから、後遺症の不安があった。結局は、いくら甘えようとしても甘えさせてくれなかった。もっとやさしくしてくれれば治るのに……」といい切った。M子の明快な説明は、病の精神的側面の重要性を自ら示していた。

　結局、夫と来院したのは、私が夫に病人としてやさしくするように忠告してほしかったのだとM子は説明した。

　このような依存心について、M子は「父と比較しているのだと思う。父はやさしくてとくに可愛がられたが、小学校5年の時家に帰ると脳卒中で死んでいた。ここ数年、父の夢をみる。……父が死んだ時に、一面にコスモスの花が咲いていた気がする。コスモスを見ると父

を思い出す。父のやさしさを……」と語った。催眠の際に出現したピンクのコスモスは父への依存の回想であった。

9月になって、店を閉める際にM子は、「夫と別れられないのは気持ちの上で依存しているから。だから、金銭的にも依存したい」と夫への依存心を表明した。

11月、夫への依存は容易ではなかった。娘が鉄棒から落ちて入院したため、取り乱して来院したM子は、「娘の入院費を主人に貸してといったら、持っているのにないという。けがよりも主人の態度が……。主人が私の病気を長びかせている」と訴えた。

12月末、M子は夫について新しい事実をうちあけた。「昨日夫と口争いをしたら、息づかいが荒くなり物を投げたりした。今から考えると、神経の病気が夫にもあったようだ。夫は今でも安定剤を買って飲んでいる。自分で治したから、お前も自分で治せといって病院にも来ない。私の収入が減ると体に自信ないので不安になっているのだろう」と説明した。

X + 4年に入り発作が目立たなくなってきた。M子は「つよくならなくてはと思ったから……。夫に頼れないと思ったら頭痛もなくなった」といった。私が頭痛と依存心とは関係あるのかと問うと、M子は当然のように「父が頭痛もちでした。血圧が高くて入院し、見舞に行ったことがあった。頭痛がひどかった。……頼りたいのに頼れなくなると頭痛がでるようになった。だから、ここに来ると頼れるから治ってしまう」と答えた。M子が頭痛のはげしい時期に、血圧計を購入し日に何度となく血圧を計っていたのは、父と同じになることを恐れていたからであった。私は、この症状に夫に依存したいという気持ちが表現されていることを知った。

1月中旬、夫がM子に「神経の病気」のことを打ち明けた。このころから、M子は店を再開した。「頼りたい気持は、今は全然ないで

す。いくら頼ってもだめですし……」と語っていた。「甘えていた」と強く反省するのだった。

まとめ

からだの病気ではないかという不安は、治療の場では、神経症者と認めることへの恐れに裏付けられていた。一方、生活の場では、それは夫に甘える口実であった。それはまた、父に対する過去の甘えの体験の再現であった。病の心的側面が明らかになると、M子は「神経症は甘えですか」と問うようになった。M子は神経症者であることを、「甘えていた」という自責的態度で認めるのだった。

このころになると、夫が冷たいという訴えも、義母や従業員に仮病扱いされるという訴えも目立たなくなった。甘えの自覚とともに、仮病扱いの問題は、M子の訴えから消えたようであった。しかし、M子自身が神経症を恥じるようになるのであった。

d．第4期

この時期は「精神的で恥しい」と精神科受診を恥じる態度が特徴的であった。

2月に入りM子は、精神科受診をいたく恥じるようになった。

3月初旬、交通事故を目撃し、軽い発作を起こした。「今度は、自分で切り抜けたいと思う」という言葉とは逆に、次回受診時は頭痛、吐気、動悸を訴え消耗していた。「気持ちの整理ができなくて先生に迷惑ばかりかけて。親になりきれなくて恥しい」と依存心をもてあましていた。

4月上旬、「よく甘えているといわれる。ここで話すのは甘えかもしれない。具合わるいというのすごく恥しい。……ここに来るのすごく重荷になってきた。自分で治さなくてはと……。来るのを迷いながら電車に乗って、そうしたら途中で歩けなくなってしまった」と訴えた。

次回、「来院をよそうと決心したが、その後なにも手につかなくなった」といって夫を連れて来院した。「歩けないからついてきてほしい」との理由であった。後にM子は、「主人は心の病気だと自分で治さなくてはと思っている。お金を出さない主人が憎らしいし、主人が恥しい。主人をここにかからせたいと思った」と説明した。これ以来、夫はM子の受診を認めるようになった。「最初は結婚して夫の病気を経済的に治したようなものだけど、私が店を閉めたら、また主人の病気がでてきた。主人は私の病気がわかっていて自分もまいらないために冷たくしていたのかもしれない」といい、夫に頼れないことを痛感し、しきりと寂しさを訴えるようになった。

6月、田舎の実母に会いに帰る計画をたてたが、義母の上京で中止になった。

このころになって、M子は「子宮筋腫で入院したとき発作がおきたら看護婦に『あなたは甘えてる』とか『あなたは精神科から来たから、みなにいっておかないと』とか言われた。自分がノイローゼとわかって世間の眼がわかってきた」と、やたらに世間の眼を気にするようになった。

8月に入って突然M子は一通の手紙をよこした。その手紙には治療者への感謝が精一杯かいてあった。次回に、「もう治療を終わりにしたいのか」と問うと大きく頷いた。しかし、再び頭痛が出現し発作も消耗感も消えなかった。

9月、来院はかえって頻繁となった。風邪ぎみであるとのことで、家庭医が必要だろうと忠告した。納得して帰ったはずのM子が看護婦Kの自宅に電話を入れ「先生が精神科だから内科の薬だせないといった」と必死に訴えたという。私に見放されたと考えたようであった。

次回の診察でそのことを問うと、「自分でもこちらに家庭医の役割

を望んでいたと思うけど、あとで甘えすぎとわかった。甘えちゃいたい人に、すごく甘えたいという気持ちが抜けないのです」と答えた。さらに、甘えたい気持ちと母の病気と関係あるのではないかと問うと、「母は肺気腫で歩けなくなったが、今の状態に直接影響ないと思う。家庭医のことが気になるのだ」と答えた。

その後も、看護婦Kに対する電話が続いた。M子は、「足がだるく歩けないし、呼吸困難になった」と訴え、「神経なのかホルモンなのかわからない」と迷っていた。

10月に入って診察が終わってから、改めてM子は「もう1つうかがいますけど、家庭医をつくれと先生がおっしゃったのは……？ 私のこといやになったから他の医者に押し付けようとしているのではないのですね」と問い質し、私が否定すると納得したようだった。以来、看護婦Kへの電話はなくなった。

次回受診時に、「歩けないのは気持ちからではないか」と私が問うと、「そうかもしれない。ここに来て気持ちから病気になるとわかって、本当にそれがわかってから、かえって苦しくなった」と答えた。M子の話によると、結婚してからようやく母に頼れるようになったが、ここ1年、母の肺気腫が悪化し、看護婦Kと私に頼ろうとしていたのだという。歩けないという症状と呼吸困難は、肺気腫の母と同じ症状であることを、M子は恥じながら説明した。母に対する依存心の強さを、M子は恥じているようであった。

私は、「甘えている」「わがままだ」という自責的な表現が、M子が母を批判する時に用いる言葉と同じことを指摘した。M子は父の死後の生活の苦しさを母のわがままのためであるとして、思春期に母を憎んで育ったのであった。M子は、「母と似ているのですね」と恥しそうに認めるのだった。

11月、「恥しいという気持が、病気をつくるのではないか」と問う

と、「それは、この間よくわかった。こんな苦しい病気はありません。……卒業の時から自分を押えて押えて、気持ちを押えることが身についた。これほど、頼ったのは初めてです」と答えた。さらに母に対する甘えを恥じる理由を「店をはじめてから、半年ずつ母が手伝いにきていた。それで私がわがままになった。母が着るものまで片付けてくれた。交通事故のころ、母が息切れを訴え医者通いをはじめた。

X年、私が精神科にかかったころには、母は動悸と息苦しさのために、私の布団を上げられなくなった。母が病気のために田舎から来られなくなることを心配していた。私の手術の年にそれがきた。母にこんなに頼っていることは、普通の人では考えられない。だから恥しくていえなかった」と説明した。このころ、ようやくM子は布団を自分で片付けられるようになったという。母の肺気腫が進行する過程と、M子の神経症の発症は対応していた。幼児期に父の死によって母への憎しみが表面化した背景には、母への強い依存があったと思われる。その母の病によって、M子は依存が挫折することを恐れていたと私は考えた。

M子にとって、依存心を恥じることと神経症を恥じることは同じであった。「やはり、普通の人でないと思う劣等感がある。甘えているとか、なまけ病とか思ってしまう。精神科は弱い人間の来る所だって、主人もそう思っている。変わっている人……普通の神経の持ち主はならないと思う」と語った。

このころ、田舎の母を見舞うことがM子の関心事となっていた。次回の診察で、私はM子が母との死別を恐れていることに触れて、「母と精神科から別れられれば、治ったことになるのではないか」と問うた。M子は、「大丈夫です。今までは病気にふりまわされていました」と答えた。

しかし、次の診察では、M子は「ホームシックです。母とくらし

たくて……寂しいのです。先生とも、さよならしたくないのです。母とここのこととだぶってしまう」と寂しげであった。

X＋5年1月、田舎の母を見舞った後に、当科を受診して、「気分がわるい」とベッドで横になっていた。「母の具合がわるくて……、もうだめだという感じがして……。行かない方がよかったと思ったり……」と訴えた。私が「お母さんと会わないで、あなたの頼りたい気持ちを整理できる？」と問うと、「そうですね。でも、あまり衰弱していて……」と沈み込んでいた。

この迷いは2月まで続いた。しかし、2月末の診察では、明るい表情で「もう大丈夫、自分でやれそうな感じです。この一年、母があぶないと思っていた。それを見るのがこわかったが、このショックはかえってよかった。もし、あれを見ないで母が亡くなったらかえってショックだと思う」と語った。

このころから、M子の症状はほとんど消失し、表情も明るく自然になってきた。夫については、「一緒にやっていく決心がついた」という。店も順調になり、客の悩みごとの相談にのったりしているとのことであった。

3月の受診を最後に、一応、治療終了として、数ヵ月毎に受診をして経過報告をすることになった。

まとめ

M子は「神経症は甘えだ」と考えた。しかし、この理解は「甘えは恥ずべきこと」という価値観を伴っていた。したがって、神経症者は劣等者であるという考えを抱いていた。このような神経症者の劣等者意識と、周囲の仮病扱いは、同一の価値観の表現であった。このようにしてM子の恥の心理が表面に出ると、M子はもはや仮病扱いされると訴えなくなった。

考　察

　神経症の診断に伴う仮病扱いの問題は、精神科治療に対する社会の偏見として日常の治療行為のなかで、われわれが常に問われている課題である。このように仮病扱いの問題が神経症と不可分の課題であるならば、仮病扱いという現象そのものを、精神医学的な事実として把握すべきではないだろうか。

1. 仮病扱いという現象についての臨床的記述

　ここでは仮病扱いという現象を、神経症者と周囲の人たちとの対人関係のなかに要約した。

　患者の、もっとも身近に肉親による「病人扱い」の領域があったという。それは、甘えが支配する領域であった。その外部に、一定のひろがりをもって、患者が「仮病扱い」されると訴えた領域があった。それは、他人と肉親の中間の、つまり、「世間」の人たちの領域であり、患者が助けを求めるが満されない領域であった。患者は、彼らに依存できない時に、仮病扱いの「冷たさ」を訴えた。この領域の外部に「他人」がいた。患者は、「他人」には無関心であった。

2. 仮病扱いの訴えが、神経症を恥じる心理に変化する過程の臨床的考察

　精神科治療を通して、患者は「神経症は甘え」と自覚した。仮病扱いされるという訴えの背後に、患者の依存の欲求が潜んでいるとするならば、恥の心理の出現は、もはや否みがたい依存の欲求に対する自覚をあらわしていた。もはや、患者は仮病扱いされると訴えないで、「神経症で恥しい」と訴えるようになった。

患者が恥じたのは、「神経症になる弱い自分」であり、「甘えている自分」であった。それは、「普通の人間ではない」という劣等者意識であった。この場合、周囲の仮病扱いと、神経症を恥じる患者の心理は、神経症者を劣等視するという点で同質であると考えられる。

3. 仮病扱いの問題についての社会学的・心理学的把握

　患者が仮病扱いの苦しさを訴えるのは、何らかの助けを求めているときであった。前述の社会学者たちのごとく、精神疾患を社会的烙印とみる立場から、この訴えを捉えるならば、仮病扱いという現象は社会的事実として把握されるであろう。これに対して、精神療法的過程は、主として患者の心的現象とかかわるゆえに、患者自身が神経症であることについて劣等者意識を持っていることを明らかにする。こうして、仮病扱いという現象を、社会的事実および心的事実として二面的に捉えることになる。

　仮病扱いという現象が示す二面性は、次のような構造をもつ。社会的現象としては、周囲は神経症者を劣等視する。このような劣等視するものと劣等視されるものの葛藤は、病者の心の中にも存在する。それは、劣等視する自分つまり神経症を恥じる自分と、劣等視される自分つまり依存的な自分との葛藤であった。

　仮病扱いを、このように捉えた場合に、果たして治療者のみがこのような葛藤から自由でありうるのだろうか。

4. 治療者は仮病扱いから自由であるか？

　ここで、本症例の治療を振り返ってみたい。神経症の診断が、仮病という社会的烙印になりうるという意識から、治療が始まった。その結果、かえって私も患者も、神経症であるという現実を回避することになった。逆説的な形ではあるが、私は仮病扱いの問題に拘束されて

いたと考えられる。

　一方、治療の進展によって、患者の依存心が明らかになると、患者は再び神経症を恥じるようになった。この場合も、患者は私に劣等視されているという危惧を感じていたのであった。

　結局は、仮病扱いという現象は、患者と周囲の人々との関係のみならず、治療関係をも拘束していたのであった。このことは、治療者が、治療的意図で患者に接しても、仮病扱いの当事者になりうるということであり、社会から仮病扱いする者としての役割を負わされやすい立場にいるということである。むしろ、仮病扱いの問題が、治療関係にも再現されるので、神経症者であることの苦悩に、われわれが関与できると、私は考えた。

　神経症と診断され、精神科に通うことに何らかの抵抗を示さぬ患者は、ほとんどない。このような障害を越えて、治療が成立するために、私は仮病扱いの問題を考察した。とくに、仮病扱いが、心的にも社会的にも治療者を巻き込みうる問題であると考えたので、あえて仮病扱いという現象に焦点をあて、記述と若干の考察を行った。

おわりに

　この論文は、神経症と仮病扱いの関連についての臨床的考察を目的とした。それは、いわゆる社会神経症のみならず日常的な神経症治療においても、神経症と仮病扱いが不可分な課題となっているからである。つまり、なぜ患者は神経症者と呼ばれることを嫌うのかという考察と同じである。

　この症例では、周囲が患者を仮病扱いすることと、患者自身が神経症を恥じる心理とは、神経症者を劣等視するという点で同じ価値観にもとづいていた。仮病扱いされるという訴えは、社会的事実と心的事

実として二面から捉えられた。仮病扱いの訴えを通して患者が助けを求めている時に、この訴えの二面性を捉えることが必要であると私は考えた。

最後に、本稿は足立博部長およびその他の豊島病院神経科スタッフとの討論と助言を通して作成したこと、および土居健郎教授の助言をえたことを付け加え、これらの方々に謝意を表したいと思います。

文献

1) 土居健郎：精神療法と精神分析．金子書房，1961．
2) GarfinKel, H.：Conditions of successful degradation ceremonies. Am. J. Sociol., 111；420-424, 1956.
3) Goffman, E.：Aylum. Doubleday and Co., London, 1961.
4) 熊倉伸宏：いわゆる光化学スモッグ被害において「心因論」のおわされた社会的役割．精神経誌，77；475-488, 1975．
5) 森山公夫：現代精神医学解体の論理と方向（Ⅲ），心因論をめぐって．精神医療，1 (5)；70-91, 1971．
6) Menninger, K.：Theory of psychoanalytic technique. Basic Books Inc., N.Y., 1959.（小此木啓吾ら訳：精神分析技法論．岩崎学術出版社，1965）
7) 西山 詮：精神医学における客観主義．精神医療，1 (5)；70-91, 1971．
8) 西山 詮：心因説の社会的意義とその基礎．精神経誌，788；529-554, 1976．
9) Scheff, T.J.：The labeling theory of Mental Illness. Am. Sociol. Review, 39；444-452, 1974.
10) 高橋晄正ら：光化学スモッグ．三一書房，1973．
11) 高橋晄正：石神井南中汚染大気被害の分析．公害研究，2；56-65, 1972．
12) 雪竹 朗：三池災害によるCO中毒患者の医療における社会医学的諸問題．精神経誌，74；843-860, 1972．

回顧的考察

心因性の身体症状についての考察

　症状（sign）とは「何ものか」を指し示すべきものである。「指し示されるもの（the signed）」とは病因であり、かつ、その患者の「生」そのものである。そこには常に二重性がある。心因性疾患においては、症状が指し示す病理は「心」にある。つまり、心因性疾患の症状は、「心」の病理と患者の「生」を二重に指し示す。神経症の治療が難しいのは、この同語反復的な二重性による。

　なお、本症例では、シャルコーからフロイトに引き継がれた伝統的な臨床記述と診断の技法を、当時の私なりに忠実に再現するように努力した。さらに、身体症状と、前章で示した身体因、心因、個体因、環境因という四次元の病因との関連性を常に意識した。先達の方法に忠実であれば、何処に何が関与するかが見えてくると考えたのである。

　まずは、現時点で、本症例の示す身体症状を以下のように整理してみた。

1. 症状発生の身体的要因

　身体的脆弱性を示唆する所見は多数ある。患者の生来の病弱さがあり、幼児期より貧血があり、かつ、腎炎の既往や感染症のエピソードがあった。

さらに、精神科の治療過程で子宮筋腫が見つかり、貧血は改善され、これを契機に精神科治療も展開した。これは、かつて西欧では、ヒステリーの治療に子宮摘出が行われていた事実を思い起こさせ、私は不思議な気持ちになったことを覚えている。

本症発生の数年前に、意識喪失を伴う交通事故被害があった。来院時、頭部外傷後遺症をも疑い、念のために、脳波、神経学的精査を行ったが、陰性所見だけであった。さらに、職場での過剰労働、対人ストレスによる神経性疲労の蓄積があった。

以上、無視し得ない身体的所見が多数あったことを前提として、四肢のシビレ感と硬直を主とした全身発作、これとは別に、左上肢の知覚障害（シビレ感）、心臓部の絞扼感が出現した。シビレ感は固有の神経支配領域に対応する症状ではなかった。フロイトが指摘するように、解剖学的な神経支配に従わずに、腕という「概念」に従って症状が発生していた。

2. 症状の修飾因子としての「観念の連想」

身体症状が同定された過程で、身体症状については、本人から、心理的記憶が語られるようになった。患者の連想の糸は、以下のようであった。

①シビレ感は、近所の人が倒れて片麻痺になった記憶の再現であった。それと同時に、職業病としての左腕の酷使を意味し、「もはや、仕事をつづけることが限界であるから、夫に働いてほしい」という願望の表現でもあった。

②心臓の絞扼感は、義父が交通事故にあった直後に心筋梗塞によって死亡した記憶の再現であった。

3. 心理的連想の背後にあるもの、つまり、心因

　心理的連想を追うと、まず、全身発作は、主として2つの記憶、幼児期に体験した父の脳卒中による死の記憶と、自ら体験した交通事故の意識喪失の2つから構成されていた。

　さらに、父の死の記憶として出現するピンクのコスモスは、自分の交通事故でも幻視として現れた。その幻覚は父の「やさしさ」と死の不安のシンボルであった。つまり、頭痛は頭痛持ちの父との記憶と、全身発作は父の死の記憶と関連していた。

　さらに、神経症の発症過程と母の肺気腫の進行過程が一致することが明らかになった。心理的連想をたどると、父の死別体験と、切迫した母の死への心構えというライフサイクル的なテーマ、より心理的には依存欲求の挫折に、観念連合は集約していった。

　しかし、その所見が身体症状の原因だとする証拠は何処にも見当たらなかった。

　この症例で、実際に、身体症状の病因を追及してみると、そこには病因論の多彩なネットワークが浮かび上がるだけだった。臨床医学的な観察からは、病因論的なカオスだけが見えてきた。つまり、心因性、神経症の原因が心理的なものだという確証は臨床的には存在しなかった。この意味では、患者にとって、いつでも身体医学的な病因追求も可能であった。心気的な身体症状について、「未知なるもの」とは人間存在のカオスであった。

　このカオスを念頭において考えるときには、厳密にいえば、検査所見が陰性というだけで、「身体的な基盤がない身体症状」と断定することは誤りであった。要するに、陰性所見からは、医師は「この検査方法では異常所見は見つけられない。身体的原因は見つからなかっ

た」といえるだけで、それを持って「身体的原因がない」とはいえない。そのような言い過ぎには、論理的誤謬がある。つまり、「陰性判断（negative verdict）」という名の先入見がある。陰性所見を根拠に「何もない」と積極的に判定してしまう誤り。この症例でも、事実、精神科受診後に子宮筋腫が発見された。

近代医学は、まだ、生物学的身体の全体の、ほんの、一部を理解し、より多くの謎を残したに過ぎないのだ。つまり、陰性症状は「何も見つからない。何も語れない」ということを意味するだけである。如何に、生物科学が発展しても、いまだに、人間は生死を支配はしていないのだ。

それでは、「心から体へ」という説明図式は、何処から生まれるのであろう。

心気症状の精神科的治療と患者の意志

それでは、何が、患者を精神科患者にさせるのか。

ある内科医が頭痛を理由として患者を精神科に紹介しても、そのことを活かすか否かは患者本人の意志による。実際には、患者がドクターショッピングし、鎮痛剤中毒という医原性疾患になるとすれば、精神科医は患者にその危険を説明し忠告することはできる。しかし、鎮痛剤使用を受け入れる医師がいるかぎり、他医受診を引き止める力を精神科医は持たない。

要するに、心気的な身体症状は、精神科医と他科との構造的な相克、分裂の「間隙」に存在する。それは医学が身体医学と精神医学に分化した歴史に起因する。心気的症状を訴える患者と会うたびに、精神科医はその歴史の狭間に、つまり、身体医学と精神医学という二律背反に投げ出される。

そのように私が覚悟した頃、精神科受診を決定づけたのは、子宮摘出を体験した後の患者の一言であった。

「やはり精神科でないと治らない」

この一言が精神科受診を可能にした。そして、改めて、病歴を見ると、来院初期に患者は次のように訴え、それこそが真の来院理由だと、自ら、語っていたのである。

「今は何かが不安だ。生きていくことが不安だ。いまの生き方でいったらつまらない、むなしい」

漠然として言葉にならない不安（free-floating anxiety）の正体は、基本的には、「生」の不安であった。当時、まだ、30歳を超えたばかりの私は、「生」の意味を問われることを恐れていた。そして、次のように答えるのが常であった。

「残念ながら、私は科学的医学しか学んでいないのです。宗教家とか、教育者ではないので、私自身も生きる意味や、生き方はわからないのです」

それは正直な答えではあった。治療者としての私は、自分が抱えている専門家としての不安で手一杯なのである。しかし、そのように答えると、却って、患者は素朴に私を信頼し、安心して話すようになった。何故、そのような現象が起きるのか、私にはわからなかった。今から思えば、私は、「わからない」という最も大切なキーワード、了解不能性の表明を患者に明確に語っていたのだった。

「私にもわからない。しかし、一緒に考えることはできる」

いつの間にか、実際に、そう答えるクセが私に身に付いていた。

このとき何がおきていたのだろうか。

土居先生の言葉がある。

「何処がわからないかをわかることが大切である」

経験を積んだ今ならば、もっと、治療過程は短く済んだかも知れない。当時、土居先生からは次のようなコメントをいただいた。

「身体疾患が見つかったときこそ、人は精神科が必要だと思うのではないかな。君も随分、大回りしたけど、それが必要だったのだろうね」

心気的身体症状の背後に「未知なるもの」がカオスとして見えてきた。そこで精神科的な治療を成立させたのは、「精神科でないと治らない」と判断した患者の自由なる意志であった。

了解不能性と自由性は、常に、表裏一体であった。

精神療法の実際

症状発生時の心理を、患者は「頼りたくても頼れない」と説明した。それは、土居先生が神経症の心理を、「甘えたくても甘えられない」と表現したのと同じシンタックスであった。実際、そのような状況で頭痛が出現した。

頭痛は「やさしさ」の喪失、「頼れるが死んでしまった父」の想起でもあった。依存欲求が挫折すると、依存欲求そのものを否定するように、「甘えを恥じる」心理が支配した。不安の意味を、今の私ならば、次のように単純に理解するであろう。

……家族を支えてきた職業婦人が、家族と業務の間で心身ともに疲弊した。唯一の支えであった母が、既に他界した父のもとに旅立とうとする。依存対象が失われる。寂しい。父母が懐かしい……。

そのように理解した上で、次のように、答えたであろう。

「懸命に生きてきたけれども疲れたのですね。それなら、ゆっくり休むことが必要ではないですか。医師として、そのための協力ならできますよ」

この症例を通して、私が土居先生から学んだのは、依存欲求、つまり、「甘え」の欲求をめぐる精神療法であった。これを私なりに紹介する。

　人間は、本来、依存欲求から自由な存在ではない。「甘え」、つまり、依存欲求の存在を否定すれば、人は、一人、ナルチシズムの世界にとどまる他にない。しかし、依存欲求を前提として他者を求めても、他者との完全なる一体感は得られない。つまり、人は喪失と分離の不安から逃げられない。

　そこで、人は、その不安に対処するため、「甘え」を超越しようとする。「甘えてすまない」と語る。これが、「甘えを恥じる」心理である。それでも不十分ならば神経症症状に頼ることになる。さらには、その欲求は薬物依存に向かう。治療者は、それを避けるためにも、依存欲求の挫折そのものに共感することになる。

　「何故、甘えることが恥ずかしいことなのですか」

　土居から学んだ言葉である。いかに痛みがあっても人は他者を求めてやまない存在だ。そのような土居の思索があって、初めて、語れる言葉であった。この言葉によって、土居は患者の自責、つまり、罪悪感の中核へと入り込む。「すまない」という罪悪感。「恥」の意識。フロイト流にいえば肛門期罪悪感。それを心理療法的にとりあげる。そこで語られる患者の言葉が芭蕉の「寂び」の追求と似ているので驚かされる。

　「寂しさを楽しむ」こと。

　「寂しさ」と「感謝」の世界。多分、真に東洋的であるがゆえに、彼らの思索はグローバルなのであろう。

神経症と詐病視

　依存欲求の挫折と依存対象の喪失という視点から、治療過程を読みとることが可能になった。私がこの一例報告で新しく見出したのは、患者自身の中にある「甘えを恥じる心理」であった。患者は「神経症は甘えだ」と考えた。しかし、この理解は「甘えは恥ずべきこと」という価値観を伴っていた。したがって、神経症者は劣等者である、と自ら語った。社会が神経症者に対して示す詐病視は、相似の構造で患者自身の中に、「恥」の意識としてあった。恐らく、治療者の中にもある。それゆえに偏見の名に値するのであろう。つまり、偏見と罪悪感は表裏一体であった。

　世間の神経症への詐病視と、患者が語る恥の意識とは表裏一体であった。それゆえに、詐病視は、患者と精神科医の治療関係をも巻き込む力を持つ。治療の「虚」と「実」の狭間に私が見たもの。「未知のもの」とは、自らも偏見を生きる一人の「人間」としての患者であり、治療者だった。

　自分だけが偏見から自由だと信じたとき、治療者は加害性を示すのだろう。土居のいう「神の殺害者」の自覚。そのことこそ、私が光化学スモッグの体験で学んだことだった。

　この論文を書いてから半世紀にちかい時が経った。
　その間、土居先生、足立先生、吉田先生たちとの死別の「寂しさ」を私は体験した。それは人の力では超えることのできない感情であった。「寂しさ」は感謝と共にあるからこそ耐えられる。論文の患者も私に「寂しさ」と感謝の言葉とを語って去っていった。感謝の言葉には生きる「寂しさ」が含まれていることを、当時の未熟な私は知らな

かった。

　これらの多くの出会いによって、近年、私は「肯定の心理学」（新興医学出版社、2012）という本を書いた。そこで、芭蕉の「寂び」の世界を開明する試みへと歩んだのである。やはり、患者も又、臨床の師であった。患者本人を含めて、初心者の私を導いて下さった皆様に心から感謝の念を表する。

II

「心因」概念についての文献的研究

次の論文を読むにあたっての予備的解説

　精神医学や心理学を学ぶほど、臨床家としての私の心が苦しく感じるのは何故なのだろうか。学ぶほど、「心」という言葉が遠のいていくのは何故だろうか。そのような臨床的な実感を共有する読者には、ここでの考察は親しみが持てるだろう。しかし、まだ、臨床経験が少ない人のために、この章を読むにあたっての概念的な解説を行った方が、読者には親切であろうと思う。

　医学には伝統的に「心因性に発現する身体症状」という考え方がある。「ヒステリー者」の示す身体症状を、「心的なものの身体的神経支配への飛躍」と理解し、この機序を「転換」と呼んだのはフロイトであった。そこから精神身体医学が発展し、現代は、身体化、ないしは、身体表現性という言葉が用いられるようになった。

　歴史的経過から明らかに、出発点に「心因」の一言があった。しかし、現代に至る過程で病名から「心」の一言が除かれた。そして、操作的診断学では、単なるラベルであるかのごとく身体表現性障害の名が語られる。フロイト流に言えば、この変化に精神科臨床から「心」の一言が抑圧された歴史を私は読み取る。

　光化学スモッグの事例における心因論論争は、「過換気症候群」という表現をとった。精神医学の専門用語が無自覚的に語られるとき、

それは治療者の心を支配してしまう。その結果、治療者の視野から、心気的症状の難解さが、患者の真の苦悩が見えなくなる。そのようにして、治療から「心」が見失われていく。そのようにして、治療者自身が加害者となる。それが光化学スモッグ被害において、私が学んだことだった。

　ここでは、もはや、隠語となった心因概念そのものを取り上げ、その将来的な在り方をさぐる。
　治療において身体表現性という言葉を用いる治療者は、今後も、患者から、その言葉の意味を問われるであろう。そのためには、「心とは」という問い掛けに自ら答えるつもりで準備しておくと良い。「わからない」というのも大切な答えなのだ。そう知っているだけで、患者との信頼関係が深くなる。

　少なくとも、精神科の疾病概念においては「心」という言葉そのものの抑圧の歴史があり、心因概念そのものの脆弱性がある、と知っていればよい。そうすれば、目前の患者に、頭ごなしに、「心因性疾患も立派な病である」と説明して、自己満足する危険は少なくなるからである。

（文献：「過換気症候群」における「心因」概念とその社会的意味．精神科MOOK. 11：p223-233, 1985）

はじめに

　本稿では、「過換気症候群」における「心因」概念とその社会的意味を問う。「過換気症候群」だけでなく心身症一般は、「心因」という概念を前提として成立しているので、神経症の心因論と共通した問題を孕んでいる。神経症の心因論は、ヒステリー研究を中心として展開した。その過程で、「心因」概念の中に神経症者とりわけヒステリー者に対する否定的な価値評価が容易に入り込むことは、神経症・ヒステリー概念がもつ道徳化傾向として長い間、議論の的であった[12, 18, 22, 25]。

　とくに、災害神経症、外傷神経症、戦争神経症、その他の賠償神経症において、同上の問題が著明である。私は、「過換気症候群」の診断が社会的議論を巻き起こした事例を体験したので[14]、「過換気症候群」に関して「心因」概念がもつ社会的意味について、神経症論との対比[15]において論ずることにした。

「過換気症候群」の概念

　過換気（hyperventilation）とは、組織における代謝要求を上まわる換気をいい、単に息が大きい（hyperpnea）、息が早い（tachypnea）、速く大きな呼吸（polypnea）と区別される。結果として、動脈血中のCO_2分圧（$PaCO_2$）が低下し、血液のアルカローシスが生じていなければならない。動脈血の採取が必要とされる理由である[10]。したがって、過呼吸という訳語よりも過換気の方が正確と思われるが、「過呼吸症候群」とも訳されている[32]。Guenter, C.A.ら[8]は、過換気の原因を、表1のように分類する。

　「過換気症候群（hyperventilation syndrome）」は、過換気という

表 1. Causes of Hypervencilation

Alveolar ventilation increases in proportion to carbon dioxide production ;
　arterial Pco_2 remains normal. (More correctly called hyperpnea.)
　Exercise
　Hyperthyroidism
　Hypermetabolism due to carbohydrate loading

Alveolar ventilation increases out of proportion to carbon dioxide production ;
　arterial Pco_2 is below normal.
　Chemoreceptor stimulation
　　Arterial hypoxemia
　　Metabolic acidosis
　　Hypotension
　　Cyanide poisoning
　Stimulation of pulmonary receptors
　　Pneumonia
　　Pulmonary embolism
　　Asthma
　　Pulmonary edema
　　Pulmonary fibrosis
　Anxiety neurosis (hyperventilation syndrome)
　Drugs
　　Nikethamide, ethamivan, doxapram
　　Theophylline
　　Catecholamines
　　Salicylates
　　Ptogesterone
　"Central neurogenic hyperventilation" of head injury
　Associated with Cheyne-Stokes breathing
　Hepatic failure
　Fever

症候群一般ではなく、不安神経症による過換気として用いられており、肺疾患や薬物、その他の身体的原因による過換気を含まない。したがって、「過換気症候群」であるという診断は、とくに明確に身体的原因を呈示しないかぎり、不安神経症の診断とほぼ等しい。

　精神医学の分野でも、「過換気症候群」という言葉は、不安状態 (anxiety state)、不安神経症の下位概念とされる。Nemiah, J.C.[19,20] は、「過換気症候群」を DSM-Ⅲ の不安状態の中の panic disorder (300.01) に位置づける。「過換気症候群」を独立した症候群として

みる傾向に対して、彼は厳しく批判する。「未だに neurocirculatory asthenia について語る内科医がいるが、それが不安状態の急性型、とくに劇的な型であることは、広く受け入れられているではないか」と。

このように、英語圏では、「過換気症候群」は不安神経症の一型とされるのが、内科、精神科を問わず通例のようである。しかし、わが国では、「この症状をみたとき、専門家はそれぞれの立場で考えようとする[10]」と指摘されるように、専門家の間での意見の一致は、かならずしも得られていない。

とくに英語圏で用いられるように「過換気症候群」が不安神経症の下位概念であるとすると、不安状態から過換気を生じ、動脈血のアルカローシスを介して身体症状を起こすという生理学的理論は[17,27]、激症の不安発作にみられる全身症状の発生機序の一部を解明したと理解することもできるが、この点も、まだ意見の一致がみられていないようである。

いずれにせよ、身体的な原因が明白ではない「過換気症候群」の診断は、不安によって生ずる「心因性」の疾患とみなされると、一般には理解される。「心因性」の疾患とみなされる以上は、「過換気症候群」における「心因」概念も神経症におけるように困難な社会的問題を孕んでいると考えられる。精神医学における「心因」概念は、戦争神経症、賠償神経症、災害神経症など（ここでは「社会神経症」と総称する）を通して、社会的な議論の的となってきた。しかし、「過換気症候群」などの心身症が、災害そのほかにおいて社会的議論を呼び起こしたという報告はなされていなかったが、私は「過換気症候群」という診断が、社会的にはほぼ詐病を意味するとして非難の対象となった例を体験し、すでに報告したので[14]、ここでは「過換気症候群」における「心因」概念の社会的意味として考察する。そもそも、「心因」とは何であろうか。この永遠の問いに、1つの新しい問いか

けができれば幸いである。

いわゆる「光化学スモッグ」被害における「過換気症候群」とその社会的意味

わが国で、「光化学スモッグ」被害が疑われたのは、昭和45年、都内某高校において呼吸困難を伴う全身発作が集団発生したときにはじまる。同年の関東での集団発生は7件、昭和46年には33件にのぼったという。相次ぐ集団発生について、日射病説、食中毒説、集団ヒステリー説などが巷に乱れ飛んだ。これに対して東京都衛生局は「東京スモッグ対策研究プロジェクトチーム」を設立し、昭和47年から都全域に国の公害（大気汚染）病救剤制度の適用を受けるため、財務当局との折衝をはじめていた。

昭和47年5月、都内某中学で同上の集団発生がおこり、都プロジェクト・チームが初の現場調査を行った。当時の資料では、学校内で、集団発生が「不安による」とする学校当局と、この心因性説に反対する被害者とその家族の間で鋭い対立があったことを示している。被害者たちの心因説に対する批判は、心因説は現実には、被害者たちを詐病視のなかに追い込むものであるというものであった。7月、都プロジェクト・チームは粘膜刺激症状以外の全身症状は事故の発生による「不安・緊張」が関連した「過換気症候群」であると発表した。その結果、心因性説を主張する学校当局が正当化され、被害者たちは「虚弱児」、「ヒステリー者」、「問題児」とみなされたという。ある被害者は、「心因（性）説によって社会的な被害を蒙った」として、心因性説に伴う詐病視の事態を指摘した。被害者側から出されたこのような心因性説の批判に関して、私は、すでに「精神科医が病者の症状を『精神的』ということが、病者の生活に与える社会的影響力を確認す

ることが必要である」ことを指摘した。この事件において、心因性説が、被害者に対する詐病視を強化する社会的な過程を調査し、すでに報告した[14]。

この事件は、精神科医のなかにも多くの反響を呼んだ。何故、詐病視がおきたのか。精神科医は、いかに行動すべきであったのか。そもそも、「心因」とは何なのか。ここに問われる問題は多い。精神医学における「心因」概念、そのものが道徳的評価の介入を許すことによって、詐病視と結びつくという文献研究による指摘も、少なくないので、この点を要約してみたい。

精神医学における「心因論」の道徳化傾向

神経症の集団発生にともなう「神経症—損害」(Neurosen-Schäden)の問題は、森山[18]の批判的総説に詳しい。心因論の歴史は、ヒステリー論をめぐって展開し、第一次大戦の戦争神経症を経過して成立した。この過程で「心因」概念に特定の道徳的評価が付加され、ヒステリー者は詐病者、精神病質人格者とみなされ、疾病価値をも剥奪されたという。この経過を Schneider, K.[25] も「われわれもときには、『心因性もうろう状態』、あるいは『心因性身体障害』などということばを使うことがある。ここで『心因性』というのは意味がある。それは器質性身体障害、すなわち器質性の、たとえばてんかん性もうろう状態に対立するものを意味しているのである。この対立がなければ、『心因性』というのは、単に本当でないものとか、こしらえ物とか、故意の、『いつわりの』というような判断、いや評価にすぎない。……（中略）……。『心因性』という概念がすでにこのように道徳評価になりさがっている……」と要約している。

さて、Schneider が「心因」のかわりに「（体験）反応」という言

葉を用いて事態は変わったかというと、必ずしもそうはいえないようである。「Schneider も保証するように、『あらゆる人格、あらゆる異常人格は、ひとえにその特殊な反応という形で叙述することができるものであり、もっぱら特殊な反応に即して提示することができる』とすれば、異常心因反応論のかなりの部分は異常人格（精神病質）論と重複するのである。かくしてわれわれは心因反応（神経症）について語っているつもりで、いつとも知れず異常人格（精神病質）について論じているという事態が、しばしば起こるのである」と西山[22]は指摘する。西山は、光化学スモッグ被害の際の心因性説が、「反応的なものを人格的、意志的なものにすりかえ、個人外の責任を個人へと移す」社会的機能を果たしたことを指摘する。

「過換気症候群」の歴史

　精神医学における「心因」概念を上述のように要約し、ここでは「過換気症候群」という概念の成立の過程を追う。

　「過換気症候群」に関する記述は、まず戦争という状況との関連でなされた。すでに、1871 年、南北戦争で軍医 Da Costa, J.M.[3] は、呼吸困難、動悸、易疲労感、左胸部痛、めまいなどが多発することに注目し「兵士の過敏性心臓（the irritable heart of the soldiers）」と名づけた。彼はクリミア戦争、ナポレオンのロシア遠征、その他の戦争記録の中に同様の症例を多数、発見し、戦争とこの症候群の関連を重視した。病因統計では、激しい野戦、とくに過激な行進が第一とされ、ついで下痢、チフス様感染による発熱など戦場の衛生状態に関する要因が指摘された。ここでは、戦場と症候群の関連が指摘されたのである。

　第一次大戦において、英国の内科医たちは再び Da Costa の記述し

た症候群が兵士たちに大量発生するのを認め、the disordered action of the heart、あるいは Lewis, T. によって"effort syndrome"と名づけられた。再び、その原因は、戦場での感染などに求められた。

米国の研究者 Oppenheimer, B.S. [23,24] は、100名の effort syndrome の兵士の家族歴と既応歴を調べ、神経症者と健常者を対照群として比較を行った。その結果、effort syndrome を示す兵士たちには、神経症、分裂病、結核などの家族歴、既応歴のある者が、46名と51名あり、神経症と健常者の中間にあることを示した。このことから、Oppenheimer は家族歴または既応歴のある者をグループⅠとして、とくに体質的な虚弱性（constitutional asthenia）があると考え、その他をグループⅡと呼び、消耗や感染など戦場の要因が強く作用していると考えた。こうして、effort syndrome と戦争神経症の類似が指摘された。ここで、すでに「反応」か「素質」かという議論が焦点になっている。この体質的な虚弱性は、"neuro-circulatory asthenia"と呼ばれた。

第一次大戦以後、戦場における集団的な発生から、市民生活の中の個々人の「過換気」症状の研究に重点が移行した。1922年、Goldman, A. は、労作に伴う過換気テタニーを報告し、1929年、White, P.D. と Hahn, R.G. は effort syndrome を示す患者の80%に過剰な呼吸があることを指摘した。

しかし、「不安状態（anxiety state）」と過換気の関連を系統的に研究したのは、Kerr, W.J. がリーダーであるカリフォルニア大学病院においてであった。1938年、このグループの Soley, M.H. と Shock, N.W. [27] は過換気が effort syndrome の原因であるという理論を発表した。彼らは、日常的な患者の中から自発的な過換気によって発症し、強制的な過換気によっても症状を再現できて、しかも、血液の CO_2 分圧の低下を伴うアルカローシスを示す例を報告した。過換気は、無

酸素血症、脳神経疾患、高体温でおきるが、effort syndrome の際には、不安（anxiety）と労作（effort）が原因と考えられた。この理由で effort syndrome の名は、"anxiety state with the hyperventilation syndrome" と訂正された。これに対して、アルカローシスは労作に対する準備条件であって、effort syndrome を示す者が労作中に発症するほどの過換気を起こしているとは言い難いという反論もある[29]。

第二次大戦下、Wood, P.[29, 30] らは再び同上の症候群を記述する。彼は、この症候群は兵士だけでなく一般市民にも多くみられるが女性に多いために見落とされてきたと主張した。この症候群を示す兵士たちに、神経症的な負荷が多く、Aubrey Lewis や Maxwell Jones らの精神科医によって、抑うつ状態、不安神経症、ヒステリー、心気症などと診断される者が大部分であることを指摘した。この症候群が、他の神経症的な反応と異なるのは、情動反応が労作と結合する点であると考え、精神医学的な診断に代るべきであると考えたのである。Wood によると、この症候群は「精神病質的人格に特有な情動反応型（emotional reactive pattern peculiar to psychopathic personalities）」とみなされた。

ここでも、やはり、「心因」をめぐって反応か素質かという問いが立てられ、素質論へと大きく傾斜するようであった。

「心因」概念の社会的意味についての考察

これまでに心因性疾患の診断に伴う詐病視の問題を論じてきた。社会神経症において問われるのは、ある事故の結果生じたと思われる被害の社会的責任の所在である。精神医学的な診断行為が、そのまま責任を論ずることになる点で、刑法学における責任能力の判定と同質の問題を含んでいる。西山[21, 22] が、「精神科医の鑑定人性の側面」とし

て抽出し、「治療者性」と区別してみせたのは、この点であろう。ただし、社会神経症では刑法学のように直接的に責任に関する判断、つまり責任能力の有無を問われるのではなく、そこで問われるのは疾病の原因論を通してである。したがって、社会神経症と診断した時点で、責任論として「心因」を提示したことになるのである。

社会神経症の診断が詐病視の問題と不可分であることは、すでに示したが、このような危険性を含みながら、あえて「心因性」という診断を行う場合の問題点を考えてみたい。「心因」概念によって十分に対処し得ない状況があるとすれば、それは概念そのものに不十分さが潜んでいる可能性があるからである。

1. 原因論上の基本的問題

社会神経症では、多くの場合、身体因、環境因、素質因など多彩な原因論が唱えられる。ここでは、このような原因論の分類とは別に、因果関係を証明する程度の高さから、自然科学的―、歴史的―[28]、心的―因果関係の3段階に、便宜上、分けて論ずる。

社会神経症が社会的責任の所在に関する論争と強く関わるゆえに、社会神経症における責任論は、自然科学的な厳密な因果関係の証明ではなくとも、「真実の高度な蓋然性」をもって満足すると考えられる。「論理的証明に対しては当時の科学の水準においては反証というものを入れる余地は存在しえないが、歴史的証明である訴訟上の証明に対しては通常反証の余地が残されている」とされる[28]。このことは、神経症の科学的な原因論と、責任論上の原因論で、証明の程度に差があることを意味している。このほかに、心的因果関係という表現を用いた理由は、精神療法や精神病理学で用いられるような「了解」関連や精神分析における「解釈」が、原因論的に用いられることが、多いからである。この種の関連の質に関しては、「心的事実」についての

考察を待たねばならない。

ここで、3つの水準の因果関係を分けた理由は、それぞれが異なった場所で、異なった目的で、異なった方法によって語られており、いたずらに、これらを混同することは避けるべきと考えられるからである。ただし、現実の事態では、精神療法的な解釈に自然科学的因果関係の萌芽があったり、論理的・実証的な証明がごく主観的な意見の表明であったりすることは、しばしば見受けられる。したがって、この区別は概念上のことである。

2.「心的事実」としての「心因」

「心因性」の疾患を論ずる場合に、自然科学的な因果関係の水準で論をつくすことはできない。たとえば、原田[9]は、「人間が人間である以上、心因性という心的事実はそこにある」として、「心因性と診断しても当然の補償が受け入れられる社会を——」という問題提起をする。このように、「心因性」を「心的事実」という概念からとらえた場合に、どのような原因論を想定したことになるのだろうか。心的事実（psychische Realität）の概念によって、神経症を説明したのはFreud[6]であった。Freudは、彼のいう心理学的方法つまり自由連想法によって、神経症の原因を倒錯的な親が幼児期に患者を実際に誘惑したという患者の観念に求めた。そこでは、原因は誘惑の事実にあり、責任は親に帰せられた。しかし、Freudは、性的外傷つまり誘惑が現実には存在しなかったこと、それが患者の幻想にすぎなかったことを発見する。

そこに、Freudの自己分析がはじまる。自由連想という具体的な手法でえられた所見が現実には存在しなかったという矛盾を解決するために、Freudが導入した説明概念が心的事実という言葉に結晶した。「心的事実は独自の存在形式であって物的事実と混同されてはならな

い」[6]。ここにおいて、自由連想法やその延長上にある精神分析的精神療法の世界に固有な対象として、心的事実が定義されたのである[16]。

したがって、心的事実として把握されたものは、次の２点で特殊性を持っている。第一に、それが客観的世界の事実性とは直接に関連していないことである。たとえば、心的事実として性的外傷の所見を得ても、現実に性的誘惑が存在したとはいえないように、もし、心的事実として事故が発症の原因であるという観念を得ても、そのことで事故が神経症の原因であると証明したことにはならない。このように、心的事実の追求と歴史的事実の追求の間で食い違いが生じうることは、FreudによるDoraの症例[7]を通して、Erikson, E.H.[5]や土居[4]がすでに論じているので参考にされたい。

第二に、通常、このような心的事実は、解釈というきわめて特殊な弱い因果関係について論ずるものであって、常に解釈の多義性を前提としている。

この２つの理由で、心的事実の追求そのままでは、自然科学的因果関係どころか歴史的因果関係をえることもできず、鑑定や訴訟のような社会性を強く求められる場では、責任の所在を明確にするための原因論として、きわめて弱いといわざるをえない。精神療法における解釈としての因果関係を、自然科学的因果関係と歴史的因果関係から分けて考えざるをえない由縁である。

このことは、もし、ある精神的外傷によって心因性疾患が発症したことを証明するつもりであれば、直接、歴史的な記述に頼るか、自然科学的な因果関係の調査をするほかなく、あえて、「心的事実」という言葉を用いることは、いたずらに概念の混乱を招くことを、物語っていると考えられる。

3.「心因性」の身体症状

「過換気症候群」のメカニズムを、Lewis, B.I. [17] は**図1**のごとく要約する。ここで、とくに問題となる点は、psychic-somatic な要因から、過換気にいたるという心身医学的な構造[5]である。しばしば、このような図式が、二元論的であるという理由で、全体論的視点から批判されるが、そのような視点は、ここではとらない。

明らかなことは、この図式は方法論的な考察なしには成立し得ないということである。何故ならば、身体因は日常的な生物学的諸検査によって自然科学的水準で追求するのが慣例であるが、「心因」の探求に用いられる心理学的方法は、決して一元的には規定されないからである。多くの場合、「心因」とは、精神療法の解釈や、あるいは了解関連を意味しており、他の場合は、性格や反応についての心理学的測定の水準で語られる。したがって、心身医学的な二元論のうちの「心

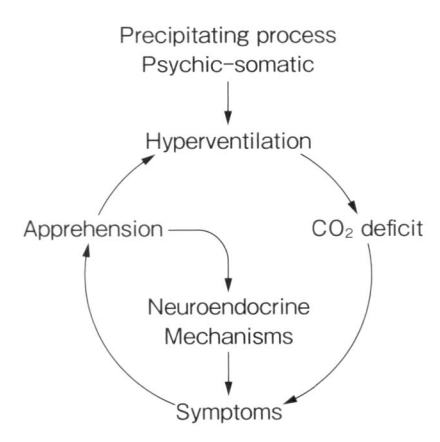

図1. Sequence of events characterizing hyperventilation syndrome
(Lewis, B.I. [17])

因」の要素は、常に方法論の水準で動揺していると考えられる。

　精神療法的過程で記述されるような心的事実の追求は、先に述べた理由で、社会的な責任の問題を扱うには不向きである。社会的な文脈では、とくに問題となる症状が身体的色彩を帯びているときには、事故によっていかに症状が了解的に生じたか、あるいは、いかに症状が事故との関係で解釈されうるかという点は、必ずしも原因の追求に有効ではない。なぜなら、常に「疾病利得」として発症を理解する他の解釈可能性も存在し、そこでは解釈の多義性のみが前景に出てしまい、歴史的事実として事故と発症の関連が実際に認められるかという調査が、結局は必要となると考えられるからである。

　さらに困難な場合は、社会神経症の生ずる社会的文脈の中で、責任論争が事故による身体的被害を中心に争われるときであろう。実際の責任論争が、加害者と被害者の間で、身体的被害について争われる場合、鑑定医が事故の精神的影響を重視しても、それを責任論争の中心に据えることは、必ずしも可能ではないからである。このような例として、前述の「光化学スモッグ被害」の事例の他に、雪竹[33, 34]による「三池災害」における神経症論争などがある。それぞれ、大気中の汚染物質と全身症状、CO中毒による脳障害が争点になったようであるが、三池災害においては、身体所見について復職可能とみられる者の割合が、調査団によって4割から9割と大きく食い違う。光化学スモッグの事例においては、個々の患者に関しては偶然のバラツキのごとくみえた白血球数が、集団としてみると、一過性の白血球増加を示すことが指摘されていた。

　このような事例では、確定した身体的所見はないが、所見の取り方、あるいは分析の仕方によって、身体的な異常所見があるとも、ないとも判定されうる。身体医学的所見のうえで境界例的に位置する患者群が、表面的には微妙な身体的所見の解釈をめぐって、じつは事故の社

会的責任についての論争を行っていると理解できよう。ここでは、日常のスクリーニング・テストの範囲では捉えられない微妙な所見であっても、事故との関連を示しうるものであれば大きく責任論争の行方を左右する可能性は残されている。

身体的被害をめぐって社会的な責任論争がおきており、補償の責任をどこまで認めるかという社会的な判定を求められるときに、明らかな身体的異常所見を示す一群から、境界的な身体的所見を示す一群を分離し、この群を「心因性」と呼ばなくてはならない積極的な理由を、私は思い当らない。むしろ、この文脈で、ある一群をとりだして「心因性」を論ずることは、身体的所見をめぐる事故についての責任論争を、無前提に否定することになりかねない。何故ならば、この文脈では、「心因性とは器質性に対立するもの」としてしか意味をなさないからである。

4.「身体側からの対応物」と「意識外機構」

「ヒステリーの診断は、無知に対する偽装であり、臨床的誤りの豊饒な土壌である」というSlater, E.[26]の指摘は、あまりにも有名である。対応した身体的所見がないことを根拠に、「ヒステリー」の診断をする傾向に対して、対応した身体的所見がないようにみえても、経過のうえで異常所見が見出される可能性と、さらに多彩な身体疾患に発展しうる可能性を、彼は112名の患者の追跡調査の結果を添えて示した。彼は、Bastian, C. を引用し、陰性所見は、決して診断の積極的な根拠としてはならないことを指摘する。

神経症者は、表面的には、あまりにも了解可能、解釈可能な形で、臨床の場に現われる。しかし、内容的には解釈可能のようであっても、いざ症状選択、症状決定については決定的な理論は、ほとんどない。まして、身体症状の理解については、必然的に未知の領域が介在して

いると理解せざるをえない。「心因」という言葉では、神経症の原因論は、語りきれない場合が、あまりにも多い。

たとえば、Freud は「ヒステリー者」の示す身体症状を、「心的なものの身体的神経支配への飛躍」と理解し、この機序を転換（Konversion 独）と呼んだ。しかし、Freud 自身、心的なものから身体的なものが生ずると考えることの無理を感じていたのであろう、「ヒステリーの症状は精神的なものから発するものなのか、それとも身体的なものから起きるのか……。実際の事態は、そのような二者択一の形には包含しえない。私の見るかぎりヒステリー症状には、どれも心身両面の因子が必要である[7]」と記し、「身体側からの対応物」の存在を重視する。つまり、身体症状を心的事実の水準で解釈しても、そこでは説明しきれない「飛躍」が存在し、原因論の水準では、解釈を超えた何らかの「身体側からの対応物」を想定せざるをえないというのである。

Jaspers, K.[11] もこの点で、同様の意見を記している。彼は、「ヒステリー症状」の了解関連を論ずるときにも、「了解可能なものに現われる意識外機構」の概念を導入する。「了解可能な体験が意識外機構の出現の源であるならば、われわれは内容を了解するのにとどまらず、転換そのものを了解できると思うわけであるが、しかし、それは思いちがいである」。「変化した意識への切換えは、了解的意図的に暗示や自己暗示によって起こる。また、因果的には身体疾患、毒素、はなはだ強い疲労などによって起こり、こういうものは皆いやおうなく切換えを起こさせる。」

このことは、たとえ症状に関して精神分析的解釈や心理学的了解が可能だとしても、そこに「身体側からの対応物」や「意識外機構」という未知のメカニズムを想定しなくては症状を説明することはできず、そこでは身体疾患、毒素、過度の疲労、脳の病的過程あるいは異常素

質、ときには Kretschmer, E. [13] のように「原始反射」など、何らかのメカニズムが想定されざるをえないことを示している。

つまり、大気汚染あるいは CO 中毒と身体症状の関連が論争になっているときに、症状の内容が了解可能か解釈可能であることを示しても、問題となる物質（毒素）が症状発現のメカニズムに関与しているかという問いには、何も答えたことにはならない。もし、了解や解釈による症状の心理学的理解を「心因」と呼ぶならば、神経症の身体的側面には、大きな無知な領域があり、「身体的陰性所見」を積極的に意味づける者、「身体側からの対応物」や「意識外機構」という説明に止まる者、決して理論上の一致はみられていないのではないか。このために、社会神経症に関して責任が物質因を通して争われる場合に、「心因論」的理解がいたずらに責任論を回避する結果に至るのではないだろうか。

5.「反応」としての「心因」

生活上の出来事が、精神的外傷として神経症のある群、とりわけ「心因反応」といわれる一群の原因となることは、しばしば論じられている。しかし、西山[22] のように「心因反応」概念が「反応論の外観をとりつつ素質論として社会的に機能（たとえば社会的非難の正当化）する」という指摘がある以上、「心因反応」の概念で、社会神経症の場に安易に臨むことはできないであろう。

社会神経症の責任が争われる社会的な場においては、「反応」か「素質」かという問いかけは避けられない。もし、「心因反応」という概念で出来事が、発症の原因であると主張したいのならば、「心因反応」と診断しただけでは無意味である。少なくとも、問題となる事例で、歴史的な事実関係の記述によって、「真実の高度な蓋然性」をもって、出来事が発症と関連することを明示しなければならない。こ

のような歴史的因果関係の証明なしに、単に了解的あるいは解釈上の「心因」を呈示しても、社会神経症の責任論争のうえでは、それは、むしろ「素質」を主張することになりかねないという逆説的な機能を「心因論」はもっていることを、あらためて指摘したい。

さて、さらに自然科学的因果関係を論じる場合と同じ水準で、生活上の出来事と神経症の発症の関連を論じ、この意味で出来事が「心因」として神経症の原因論となっているといえるのかと問えば、ふたたび困難な領域に踏み込むこととなる。精神医学の領域で生活上の出来事（life event）を測定し、発症との関連を定量的に測定しようと試みたのは、Brown, G.W. や Härris, T.[1] らに始まる。その後、莫大な調査がなされたにもかかわらず、生活上の出来事や疾病と非疾病を測定するうえでの困難さ、家族因、生育歴、性格因その他の要因の複雑さ、計画そのものがうしろ向き（retrospective）になり、かつ、無作為割付（random allocation）を許す場合が少ないなどの理由で、決定的な結果は得られていない。

結局、「反応」によって生ずる精神疾患という考え方は、歴史的記述あるいは症例報告のうえでは可能であるが、出来事と発症が偶然一致したのではないかという反論、素質、性格あるいはその他の要因が前提となって出来事が「誘因」となっているにすぎないのではないかという反論、あるいは、神経症者は主観的偏りによって出来事をとくに意味づけをして発症と関係づけるのではないかという反論、さらには、神経症者はみずからの行動によって出来事をひきおこすという反論など、「心因反応」概念を出来事への反応として用いる場合には無数の反論可能性が残されている。

この点は、「心因」概念が「身体因」概念と決定的に異なる点ではないだろうか。たとえば、身体医学では個人の身体的検査所見から、かなり論理的に原因物質と症状の関連を説明しうるが、いざ同じ水準

で出来事による精神的外傷が症状の原因となるかと問われたとき、どのような所見を提示すれば、自然科学的厳密さにおいて「反応」であることを証明したことになるのであろうか。すべての疾患は、環境因と個体因との関数として理解し得るが、身体医学的方法とは異なり「心因」についての探求方法では環境因と個体因に関して、論理的な証明は、今わずかにはじまりつつある段階にすぎないと考えるべきであろう。したがって、「心因反応」概念を用いたとしても、社会神経症の原因論を論ずるときに、詳細な歴史的記述を事例に応じて示すこと以外に、どのような方法がわれわれの手に与えられるというのであろうか。社会神経症と診断する場合に、「心因疾患も立派な病なのだ」と患者に説明するのでは不十分で、以上に論じたような責任の問題をも患者と話し合わざるを得ないであろう。

おわりに

臨床的な実践のなかで、われわれは神経症の「心因性」を、しばしば自明のこととして受け入れている。薬物療法や生活指導によって軽快する症例はよいが、多くの場合、精神療法に頼らざるをえない。しかし、改めて、神経症の「心因性」とは何かと問われれば、精神科医の間ですら、決して、一致した見解があるとは言い難い。精神療法の有効性に関してすら確たる証拠はない。

社会神経症においては、発症の社会的責任に関して激しい論争があるのが常であり、「心因」概念の意味内容を厳しく問われざるを得ない。とくに、「心因」が、「反応」と「素質」のいずれを意味するのかという問いは避けられない。精神医学における「心因」概念が、この分野で一定の挫折と限界を示すことは、むしろ「心因」という言葉の意味内容を再検討する契機となると考えて、ここに発表させていただ

いた。かつて、子宮が「ヒステリー」を説明しつくす便利な言葉であったように、「心因」という言葉が神経症を説明しつくす神秘的な力を与えられてはいないだろうか。このような危惧を、あるいは私の浅学ゆえの迷いであると考えられれば、御指摘いただければ幸いである。

文献

1) Brown, G.W. & Harris, T. : Social origins of depression. Tavistok Publ, London, 1978.
2) Chodoff, P. : The diagnosis of hysteria; an overview. Amer. J. Psychiat., 131 (10) ; 1073-1078, 1974.
3) Da Costa, J. M. : On irritable heart ; a clinical study of a form of functional cardiac disorder and its consequences. Amer. J. Med. Scie., 61 ; 17-52, 1871.
4) 土居健郎：精神分析．異常心理学講座　第3巻，みすず書房，1968, p.93-128.
5) Erikson, E. H. : Reality and actuality, J. Amer. Psycboanal. Asso., 10 ; 451-474, 1962.
6) Freud, S. : Die Traumdeutung. Gesammelte Werke, 2-3. Fischer Verlag, Frankfurt, 1960.
7) Freud, S. : Bruckstück einer Hysterie-Analyse. Gesammelte Werke, 8-3, Fischer Verlag, Frankfurt, 1960.（細木，飯田訳：あるヒステリー患者の分析の断片．フロイト著作集　第5巻，人文書院，1969, p.276-336.）
8) Guenter, C. A. & Welch, M. H. : Pulmonary medicine, Lippincott Co., Philadelphia, 1982.
9) 原田憲一：災害―外傷神経症と損害賠償をめぐる精神医学的諸問題．精神医学，20 (12) ; 1351-1355, 1978.
10) 原沢道美：心因性呼吸困難．過換気症候群．南山堂，1971.
11) Jaspers, K. : Allgemeine Psychopathologie. Springer Verlag, Berlin ud. Heiderberg, 1948.
12) Kranz, H. : Die Entwicklung des Hysterie-Begriffs, Fortschr. Neurol. Psychiat., 21 ; 223-238, 1953.

13) Kretschmer, E.: Hysterie, Reflex und Instinkt. George Thieme, Leipzig, 1923.(吉益訳:ヒステリーの心理. みすず書房, 1961.)
14) 熊倉伸宏:いわゆる光化学スモッグ被害において「心因論」のおわされた社会的役割. 精神経誌, 77 (6); 475-488, 1975.
15) 熊倉伸宏:神経症と仮病扱い. 季刊精神療法, 3 (4); 362-370, 1977.
16) 熊倉伸宏, 伊東正裕:「甘え」理論の研究. 星和書店, 1984.
17) Lewis, B. 1.: Mechanism and management of hyperventilation sydromes. Biochemical clinics Nr. 4, The Lunge, ed. by Kugelmas, I. N., Ruben H. Donnelly Co., 1964.
18) 森山公夫:現代精神医学解体の論理. 岩崎学術出版社, 1975.
19) Nemiah, J. C.: Anxiety-signal, symptom and syndrome, Amer. Handbook of Psychiat., ed. by Arieti, S., Brody, E. B., 3; 91-107, Basic Books Inc., N.Y., 1974.
20) Nemiah, J. C.: Anxiety state-anxiety neurosis. Comprehensive Textbook of Psychiatry, ed. by Kaplan, H., Freedman, A. M., Sadock, B. J., 2; 1483-1493, Williams & Wilkins Co., Baltimore, 1980.
21) 西山 詮:精神医学における客観主義. 精神医療, 4 (3); 19-36, 1975.
22) 西山 詮:心因説の社会的意義とその基礎. 精神経誌, 78 (8); 529-554, 1976.
23) Oppenheimer, B.S., Rothschild, M. A.: The psychoneurotic factor in the "irritable heart" of soldiers. Brit. Med. J., 2; 29-31, 1981.
24) Oppenheimer, B. S., Rothschild, M. A.: The psychoneurotic factor in the irritable heart of soldiers, J. Amer. Med. Ass., 70 (25); 1919-1922, 1918.
25) Schneider, K.: Klinische Psychopathologie, 6 Aufl., Georg Thieme, Stuttgert, 1962.(平井・鹿子木訳:臨床精神病理学, 文光堂, 1965.)
26) Slater, E.: Diagnosis of hysteria, Brit. Med. J., 1; 1395-1399, 1965.
27) Soley, M. H., Shock,, N. W.: The etiology of effort syndrome. Amer. J. Med. Scie., 196; 840-851, 1938.
28) 寺嶋正吾:精神病院における患者の自殺に対する損害賠償責任(上). 精神医療, 6 (3); 68-93, 1977.

29) Wood, P. : Da Costa's syndrome (or effort syndrome) ; Brit. Med. J., 2 ; 767-772, 805-811, 1941.
30) Wood, P. : Aetiology of Da Costa's syndrome, Brit. Med. J., 2 ; 845-851, 1941.
31) 山本俊一：疫学総論．文光堂，1970.
32) 吉松和哉：C．呼吸器系．現代精神医学大系7A，心身疾患Ⅰ（懸田克躬ら編），中山書店，1979, p.119-137).
33) 雪竹　朗：三池災害によるCO中毒患者の医療における社会的諸問題．精神経誌，74 ; 843-860, 1972.
34) 雪竹　朗：三池災害による急性一酸化炭素中毒者の5年後の実態．精神経誌，72 ; 411-418, 1970.

（追記）
本論文は，当時の東大精神科教授であった原田憲一先生から依頼された原稿であったと記憶する．その依頼がなければ，当時の私たち臨床医が何を考え，何を目指していたかの資料は残されてはいなかったであろう．教授職とは，時代を超えた視野が必要なポストなのだと，その責務の重大さを改めて思う．

III

心因と「責任モデル」

回顧的なまえがき

　これまで、一応、心因論の臨床的、理論的問題を整理した。しかし、その社会的文脈、つまり、心因論が負わされた社会的責任については書く機会がなかった。しかし、その機会は意外な形で訪れた。

　光化学スモッグ被害の告発者側の医師であり、私の医学統計学の師であった高橋晄正先生から、原稿を依頼されたのである。私の記憶が正しければ、それは高橋先生が東京大学医学部を退官する記念号だったと思う。

　それはスモッグ被害の事件から10年以上もたっていた。各領域の専門家や一般市民の社会運動家や被害者も関係している雑誌の原稿だった。つまり、かつては、告発者であった高橋先生から、被告発者の中に名を挙げられた私が、書く機会を与えられたのである。このことは、私たちのとった行動が、告発や非告発という立場を超えて受け入れられた記念碑と、私は受け取った。そして、当時、治療者の「中立性」ということを、少しく、成し遂げた気持ちになったことを憶えている。

　治療者の「中立性」とは与えられるものではなくて、成し遂げるものである。私は、今も、そう思っている。

はじめに

　社会的な出来事、たとえば公害、労災、交通事故などに起因する傷害の診断はしばしば社会的な議論を呼び起こすものである。これは単にその疾病や障害の医学的な診断、原因究明が困難なばかりではなく、その障害を引き起こした責任は誰にあるのかという社会的論争が背景にあるからである。「責任」、つまり道義的責任、賠償上の責任の問題が生じていると考えられる。このような事態で医学的診断は単に疾病の医学的原因の判定であるに留まらず、医学的判断を通して実は同時に疾病の発生の「責任」に関する判定を問われることになる。したがって、ここでは「責任」という考え方を医学理論の中に取り入れて疾病論に社会的な視点を持たせたいと思う。医学は個人の疾患の治療だけを対象にしていればよいというものではなく、当然、多くの面で社会的視野を要求されるのであるから、それに伴い個人を対象とした医学的な病因論の弱点を補う形で、疾病の発生の「責任モデル」といった学問分野が形成されてもよいと思うのである。

　そして発生した疾患が神経症様症状を示す場合、この議論は更に複雑な様相を示す。この小論では、東京における「いわゆる光化学スモッグ被害」において非難の的となった心因説の分析を通し、心因性疾患という診断を行った場合に、被害の責任はどのように扱われるべきかについて論じたい。

(文献：心因性疾患における疾病の「責任モデル」試論,「いわゆる光化学スモッグ被害」における心因説の分析を通して. 薬のひろば, 99：49-57, 1989)

光化学スモッグの心因説に関する精神科医の反応

1. 精神科医にとって心因論とは何か

　光化学スモッグ被害の心因説は医師団を困惑させた。神経症的な身体症状であるという診断がこれほどの社会的な抵抗を生むことを予想しなかったのであろうし、少なくとも治療の場においては「心因」とは便利な治療上の考え方であり、日常の治療行為では特に問題が生じずに済んできたはずであったから。それなのに、なぜ光化学スモッグでの心因説では、あのような混乱が生じたのか。まず、精神医学の中にある「心因論」とは何かから考えてみよう。神経症は「精神的」な原因で起きる心因性疾患であって、その治療には精神療法が有効である。現在、これは精神科医でなくとも誰でもが常識としていることであろう。実際、そのような治療を求め精神科を訪れ、そこで苦しみから抜け出す者も多い。この場合、神経症の原因が「精神的」なものであるという見方にそって、治療が進むのである。このような見方を神経症の心因論という、19世紀末から、医学の発展に伴い、心因論は発展した。心因論を発達させた1つの場は、治療という特殊な「閉ざされた場」であった。フロイトの精神分析はその典型例である。このような心因論が光化学スモッグの心因説では、なぜあのように社会的な問題となったのであろうか。

　精神医学の歴史を見ると、心因論は実は治療の場とは多少、異なる別の場から問題にされ続けてきたことがわかる。つまり戦争、列車事故、労災、公害など社会的な大事件に際し、神経症的な身体症状群を示す者が多発し、事故の責任とその賠償問題が、病気の原因論と入り混じって論争されてきたのである。心因論の議論はその時代の社会矛

盾の先鋭化した場に登場し、その責任論争、賠償の問題と深くかかわっていたのである。現在、これらを総称して「社会神経症」と呼ぶ。このように心因論は精神医学史上、その成立の過程で多くの議論を呼んできたのである。この点は森山の総説に詳しいので参照されたい[10]。

つまり心因論の問題は、治療の場と社会的事件の場で二面性を持って誕生した。西山の表現を借りれば、治療の場と鑑定の場といえよう。したがって、心因論は好むと好まざるとにかかわらず社会的事件の「責任」追求の問題と本来、不可分だったのである。

2. 光化学スモッグの心因説に関する精神医学的論文の展望

光化学スモッグにおける心因説が引き起こした混乱は大きく、それだけに精神科医は「心因」とは何であるかという基本的な問に、直面したのである。私は、当時の心因説をめぐる事実関係の報告を、「いわゆる光化学スモッグにおいて『心因論』が負わされた社会的役割」という論文に要約した。この報告を受けて、1976年、西山は「心因説の社会的意義とその基礎」という論文で、光化学スモッグの例を挙げ、心因論がなぜ被害者を仮病視の中に追い込むのかという問題を取り上げ、以下のような分析を加えた。つまり、「われわれは心因反応（神経症）について語っているつもりで、いつとも知れず異常人格（精神病質）について論じているという事態が、しばしば起こるのである」と指摘し、心因論は反応論の外観をとりつつ素質論として社会的に機能し、たとえば被害者に対する社会的非難を正当化するという社会的な役割を果たしてしまうことを指摘した。簡単に要約すれば、社会的事件の中で被害者自身が問題児扱いされるような皮肉な一面を心因論は孕んでいるから注意を要するということになる。

さらに1978年、原田は「災害―、外傷神経症と損害賠償をめぐる精神医学的諸問題」という総説を発表し、光化学スモッグの例に触

れ、心因論の問題点を簡潔に要約しているので以下に引用する。「『心因性』は自己有責性だという考え方が精神科医に最も強いようだ。…（中略）…社会的事件の中においては神経症のその面のみが強調され問題視されてしまう社会的現実は否定すべくもない」と述べ、「だからといって、『心因論』は治療的ではない」という意見を一般論として言うならそれは正しくないし、また「治療的でないから心因説を否定する」という言い方はいろいろな誤解を招きやすいと思う。…（中略）…目指す方向としてはやはり心因性についての正しい理解を社会に求めるべく精神科医が努力すべきであろうと信じる。…（中略）…人間が人間である以上、心因性という心的事実はやはりそこにある」と指摘した。

さらに1985年、私はこの指摘に応え「『過換気症候群』における『心因』概念とその社会的意味」という総説で以上のような問題の理論的分析を試みた。以下の考察はその延長にあってまだ十分論じられていない点を整理し、あえて読者のご意見、ご指摘をいただくつもりである。

「心因」疾病の「責任論」に関する試論

1.「疾病モデル」と疾病の責任

まず疾病の理論モデルの1つに、疾病の発生の「責任論」とも呼ぶべき一分野を確立する必要があるという考えから説明しよう。「責任」という考えを説明するために法律用語を参照すれば、責任とは「社会的非難の可能性」である。たとえば刑事責任に関して、「非難の可能性があってはじめて犯罪が成立することになる。かような非難の可能性がすなわち責任である」とされる。特に具体的に賠償責任が問題で

ある場合に、医学的な病因の鑑定は、医学的な判断を通して、責任についての社会的な判断を行うことに等しいと考えられる。つまり社会的な非難、責任追求のあるところでは、「責任モデル」上の分析が必要といえるのである。

疾病の「責任モデル」に近年、変化が生じてきていることが指摘されている。本来、疾病は個人の自由意志から独立した存在であり、一度、病気と判定されれば誰も自分の病気に関する責任を問われることがないとされていた。つまり、疾病の古典的モデルは発病に関して「病人に責任はない」という考え、いわば「責任免除モデル」に基づいていた。しかし、現代の疾病モデルは徐々に変化し、本人の生活、生き方をも包み込んだ疾病モデルとなった。このことによって疾病の責任論に複雑な変化が起きる。つまり病気の一部が生き方（自由意志）によって決定され、その点では個人の責任によって決定されると見るのである。ヘビースモーカーの肺癌の原因論争でも、本人の意志つまり責任が問題とされるのは、この分かりやすい例であろう。したがって現在の疾病モデルは疾病の責任を一部、本人に帰するいわば「部分責任モデル」に変化しつつあると理解できる。このように責任論から疾病を論ずる考えを疾病の「責任モデル」と呼ぼう。これは疾病の「病因論モデル」と相補的な関係にある。次に「病因論モデル」の具体的な例として、「個体・環境モデル」、「身体因・心因モデル」を取り上げて、責任モデルとの関連で考えてみたい。

2. 疾病の「個体・環境モデル」

特に疫学関係では疾病を個体と環境という水準で捉える。これは責任論との関係から至って示唆に富んでいる。つまり病因論としての環境因は社会責任を問うに適するからである。このように、個体・環境モデルはかなりの部分が、そのまま「責任モデル」として有効なので

ある。さて、上に述べたように現在の疾病論が部分責任モデルに依拠しているということは、疾病の個体・環境モデルが二者択一ではなく交互作用を重視するという点と一致し、責任論も環境と個人の間の二者択一ではなくより緻密に構成されるべき時にきたといえよう。

3. 疾病の「心因・身体因モデル」

　疾病の病因論には個体・環境モデルの他にもう１つの分け方がある。心因と身体因である。この分類と責任モデルとは、理論上は無関係である。つまり、障害の身体因として環境因子では汚染物質が考えられるとき、個体因子では特異体質などが挙げられるように、心因でも環境因として労働条件が指摘される場合に、個人の心的資質が問題になるのである。心因と責任の関連を示す１つの例として、GMにおける労災訴訟を挙げよう。この訴訟は心因性疾患（厳密には内因性疾患）の補償問題に立ち入って興味深い。２つの流れ作業の中で働いていた統合失調症の既往を持った男が再発した。統合失調症にとってこの作業状況は「精神的なストレス」であるとして部分的に、会社の責任が認められたのである。わが国でこのような判例があるとは聞いていないが、いわゆる内因性精神病の患者に対しても「精神的なストレス」にある程度の賠償責任を認めた点は「部分責任モデル」からは合理的と思われる。

4. 因性疾患と「責任モデル」

　「精神的ストレス」が賠償責任を生ずることは以上に述べたが、公害、労災におけるいわゆる社会神経症の裁判では必ずしもこれは当てはまらない。なぜなら多くの場合、責任論上の争点は「精神的ストレス」の有無にあるのではなく、物理的環境、とくに有害物質あるいは外傷と身体症状の関連にあるからである。争点は水銀であり、カドミ

ウムであり、汚染物質であった。この点に心因説の困難が生ずるのである。これを以下に説明しよう。

光化学被害においても、たとえ微少な影響であっても「汚染物質」が関与していたかが争点となっていた。これを責任論上からみると、問題児として扱われかねない危険と、仮病視の中に苦しむ被害者にとって、「汚染物質」の追求は唯一、可能な自己弁護の手段であったと思われる。もちろん、被害者も精神的な苦境を否定するものではなかった。つまり、心因として「社会における被害」つまり仮病視が問題とされていたが、精神科医が精神的な被害の存在を証明し彼らの苦境を救うことを求めていた。これは、実際上は困難な課題であった。

今から思えば、心因説の問題点は、症状を単に「精神的」と呼んだからではない。むしろ心因説が「社会における被害」を同定しその責任を明らかにしようというものであるか、個人の心的資質を問題にしようというものであるかを明白に提示しなかった点であった。

つまり、精神面での原因を指摘する意見が、責任論不在でなされた点であった。その結果、責任は相対的な弱者である生徒に転化されることになったばかりか、汚染物質の探究からわき道にそれて行ったのである。「精神的」世界に深くかかわらざるをえない精神科医は、社会神経症において心因説を主張する時に責任の所在を明確に提示しなくてはならないというのが重要な教訓として残った。それには精神医学が責任論をめぐって、より有力な理論を構成しなければならないし、多分、身体医学にも同じ問題は潜んでいるであろう。つまり、社会的事件において「責任論不在の心因説」を主張すべきではないというのが第一の結論である。

5．心因性疾患の「身体的」側面

次に心因性の身体症状という考えの盲点について要約する。心因性

の身体症状の発生機制をフロイトは「心的なものの身体的神経支配への飛躍」と説明した。心因から身体症状を説明するのは、ある未知の、無限な「飛躍」があるというのである。別の言い方をすれば、心因から身体症状を説明できるのは精神療法などの特殊な状況で治療上、操作的になされる場合に限られるということである。フロイトはたとえ未知であっても身体症状には心因の他に「身体側からの対応物」が必ず存在するはずだというのである。通常の神経症の臨床では余り問題にならない、この「未知の身体的原因」が社会的疾患の神経症様症状では決定的な意義を持つのである。

　日常の臨床では、心因性疾患の診断根拠の1つに、対応する身体的な異常所見がないという理由がある。しかし、陰性所見から身体疾患の可能性を積極的に否定できると考えるのは（これを「陰性判断（negative verdict）」という）、論理的に誤りであると指摘されている。陰性所見は現在のこの方法では、病的なものは捉えられないという否定的な表現以上のものを語らないのである。いわば、「仮に」身体所見を否定するにすぎないのである。確かに、日常生活の健康とはそのようなものであろう。しかも実際、スレイターは「心因性」（具体的には「ヒステリー」）の診断を受けた患者を追跡調査し、後に身体所見が顕在化したり、重篤な身体疾患が出現する例が高率にあることを指摘した。特に、公害におけるように未知の物質と身体的症状との関連が問題となっているとき、「精神的ストレス」が症状を修飾しているからといって、未知の物質への探求の手を緩める理由とはならないのである。

　こうして第二の結論に導かれる。心因性疾患の診断を根拠に身体因を否定することはできない。求められることは、身体因の追求を止めることが妥当か否かの社会的判断である。

おわりに

　身体症状を示す社会的疾病の補償問題で必ず出現する心因説の問題を「責任」の概念を導入し分析してみた。結論は第一に、社会的疾患において「責任論不在の心因説」を主張すべきではないこと、および第二に、心因性疾患の診断から身体因を否定することはできないということであった。

　このような見方が今後、心因説による混乱から、被害者と行政当局の関連を補修する契機となれば本望である。私がこの課題に関心を持つ理由は心因論の混乱は精神疾患、あるいは精神科への不信を強め、さらには精神疾患への偏見を強化すると考えたからである。この点を憂慮するから精神科医は心因説の問題にこだわるのである。

　最後に付け加えれば、光化学スモッグ被害における「社会における被害」の加害者をいまだに私は同定できないでいる。教育関係者なのか、行政当局なのか、医師団なのか、あるいは級友なのか、一般市民なのか。ただ多分、スモッグが社会全体を包み込むように、現代社会の機構全体が非人間的なものを持ち、感受性の強い生徒たちを死の一歩手前まで追い込んだという状況を目の当たりにした。彼らは、「不安・緊張」という言葉とは程遠い極限状態を体験した。そしてまた神経症者の苦悩もそのようなものであろうと思うのである。スモッグは誰もが被害者であり加害者でありうる現代という機構の恐ろしさを見せつけたように思う。あのときの臨床家としての痛みはこのような現代に対する恐れから生じていたのかもしれない。すでに長い年月が過ぎた。あの時の中学生たちは元気な家庭を築いているのではないかと思う。そのような思いを込めてこの小論を書いた。十分、練られていない小論である。慎重に資料を再検討したつもりであるが、長い年月

は私から重要な事実を忘れさせたかもしれない。事実誤認などあれば指摘していただけば幸いである。

(追記)
すでに20年以上も前、まだ私が医学生であったころ、高橋晄正先生から実に懇切丁寧に統計学を教えていただいた間柄である。そして、たまたま光化学スモッグを契機として再会した。そして、また十年以上して、この原稿が依頼された。したがって、二十年来の試験勉強をする生徒のような気持ちで書いた。はたして先生の目からご覧になって、私の原稿は落第となるのか、今でもはらはらする。一度、師弟関係にあると幾つになっても変わらないものだと思う。ただ感謝の念だけは、先生にも読者にも伝わることを願う。

参考文献
 1) Brody, H.: Ethical decisions in medicine. Little, Broen and Co. 1976. (舘野之男, 榎本勝之訳：医の倫理. 東京大学出版会, 東京, 1985.)
 2) 団藤重光：刑事法. 勁草書房, 東京, 1951.
 3) 原田憲一：災害 外傷神経症と損害賠償をめぐる精神医学的諸問題. 精神医学, 20 (12)：1351-1355, 1978.
 4) 熊倉伸宏：いわゆる光化学スモッグ被害において「心因論」のおわされた社会的役割. 精神経誌, 77 (6)；475-488, 1975.
 5) 熊倉伸宏：不安と精神疾患.「過換気症候群」における「心因」概念とその社会的意味. 精神科MOOK. 11：223-233, 1985.
 6) 西山 詮：心因説の社会的意義とその基礎. 精神経誌, 78 (8)；529-552, 1976.
 7) Slater, E.: Diagosis of hysteria. Brit. Med. J., 1：1395-1399 (1965)
 8) 高橋晄正：石神井南中汚染大気被害の分析. 公害研究, 2 (2)；56-65, 1972.
 9) 高橋晄正：光化学スモッグ. 三一書房, 東京, 1973.
10) 森山公夫：現代精神医学解体の論理と方向 (Ⅲ). 心因論をめぐって. 精神医療, 1 (5)；70-91, 1971.

第三部
神経症の臨床病理

138　第三部　神経症の臨床病理

心因性の身体症状という考え方

　前掲した心因論の文献研究の論文は、今の私からみても読みにくい。未熟でもある。読者には大変な負担を強いるものとなっている。なんとも申し訳なく思う。ただし、その大幅な論旨は、今の私と余り異ならない。人間の思考は進歩しないということらしい。ここでは、現時点の私からみた、総論的な考察を加えて本書を終えたい。

　近年の論者が、ほとんど、取り上げることがなかった心因論研究の視点である。そこでは、私固有の大胆な意見も含まれているので、読者自身の考え方が発酵する契機として批判的に読んでいただきたい。

　そもそも心因性の身体症状という考え方は、どのような概念なのだろうか。ここでは、その概念構造の開明を試みる。先に述べたように、転換概念を単純化して、図式的に示すならば、次のような第一の式がえられる。

　ここで探るのは、この一見、明快な式の構造である。

心　→　身体　　　　　　　　　　　　　　　　　　式（1）

　フロイトは「ヒステリー」患者が示す身体症状を、「心的なものの身体的神経支配への飛躍」と理解し、この機序を「転換」と呼んだ。転換概念が重要なのは、それは彼の語る精神分析的な説明図式には収まらないからである。それゆえに、転換概念は彼の思考の秘密を開示し、神経症症状の秘密をも開明するのに適した概念となった。

　「心から身体症状が理解できる」。そのような考え方が神経症者の身体症状の治療では、当然のように語られる。しかし、実際には、フロイトは、そのような考え方そのものに無理があることを知っていた。

それゆえに、「ヒステリーの症状は精神的なものから発するものなのか、それとも身体的なものから起きるのか。実際の事態は、そのような二者択一の形には包含しえない。私の見るかぎりヒステリー症状には、どれも心身両面の因子が必要である」と記した。

このように、フロイトは、まずは、心身の交互作用を認めていた。そこで式（1）を修正し、心身の相互性を加味した次の第二の式を得る。

心　⟷　身体　　　　　　　　　　　　　　式（2）

しかも、フロイトは、この説明図式にも満足しない。本来、心身相関のテーマに解決はないことを感じていたのであろう。心身の間隙には「未知の飛躍」がある、と彼は考えた。つまり、神経症症状の中核に、フロイトは「未知のもの」を見ていた。ヤスパース流にいえば、「意識外機構」である。それこそが、「わからないもの」、つまり、了解不能なものだった。こうして、フロイトの説明式は次のように表現される。

心　⟷　X（未知なるもの）　⟷　身体　　式（3）

本書で、これまで追求してきた「未知なるもの」を、ここでは、記号（X）で表現した。このように定式化すれば、フロイトの臨床的な試みは、単に精神分析的解釈であることを超えて、「未知なるもの」への取り組みとして再評価されるべきものとなる。

ここでは、この式の、真の構造を開明したい。

「未知なるもの」とは何か

　さて、「未知なるもの」とは何だろうか。

　それは「私」という主体にとって「わからないもの」である。それを解釈、ないしは、説明しようとしたときに、すでに、私の思考は神経症症状のトリックにはまってしまう。抽象的思考の病理、頭脳の病理に陥るのである。この事態を、どう理解したらよいか。簡単に知恵は出ない。この手詰まり感は、心因という言葉を身体化、身体表現性に置き換えても解決しない。しかし、「未知なるもの」から目を背ければ、それは余計に見えなくなる。

　たとえば、自分が神経薬理の専門家だからという理由で、もともと、未知なものである症状を薬物療法のみで説明し解決しようとすれば、薬物依存を生み出すだけである。そのようにして、初期のフロイトは友人をコカイン中毒に導いた。フロイトは、友人への贖罪であるかのように、生涯をかけて、神経症者の身体症状への心理治療を求めつづけた。

　それでは、「未知なもの」に、臨床家はどのように迫れるのか。

　このように考えると、気付くことがある。神経症の症状は、一見、余りにも、「わかりやすい」。それが神経症症状のトリックである。神経症症状を甘く見てはならないのだ。「わからない」ところを見失わないことが、神経症では難しいのだ。治療者に求められるのは「未知なるもの」への感性なのだ。

　このような理由で、ここでは「未知なるもの」を問うという観念的な操作を一度、止めよう。むしろ、自明なものを開明するために問を立てよう。それでは、式（3）における「心」と「身体」とは何か。

フロイトのいう「身体」とは臨床神経学的に把握した所見のことである。今ならば、精密な医学的検査所見をも含むであろう。一方、「心」とは、彼のいう心理学的方法、つまり、自由連想法によって得られた所見である。それは観念連合の複合体である。

実際に、彼がヒステリー論を構築したときには、一貫して、2つの方法の併存を前提としていた。当時の失語症研究で示した、彼の説明図式は心理学的方法と神経生理学的方法の2つであった。つまり、彼がいう「心」と「身体」というのは、2つの方法によって得られた二種類の異なった臨床所見を指していた。これに対応して、フロイトは「未知なもの」のなかに、「身体側からの対応物」と「心理的な対応物」があると考えていた。

転換概念において、フロイトが行ったことは、つまり、次のような操作であった。

心理学的方法によって得た心理学的所見から、生理学的方法によって得られた生理学的所見を操作する試み。

つまり、フロイトのいう「心」から「身体」への飛躍、つまり、「転換」。それは彼自身が臨床で用いる方法を、心理学から生理学に転換したにすぎなかった。つまり、異なった2つの方法を、フロイトは自由に、あるいは、「勝手に」飛躍してしまったにすぎなかった。彼の思考の「身勝手さ」。自由さ。むしろ、それが彼の存在価値であろう。

これを表現すれば、次のようになる。

心理学的方法 → X → 生理学的方法　　　式 (4)

フロイトが提示した「転換」には、このような構造があった。さて、このように考えると、自明になることがある。

実際に、フロイトは心理学的な説明図式と、神経生理学的な説明図式を峻別して考えていた。両者は別の思考枠で考えられるべきものだった。

　科学哲学の言葉を借りれば、2つの異なった専門性、異なったパラダイムによって得た所見には「共訳性」がない。つまり、2つの異なった方法によって得た所見を結びつけて論ずることは、厳密な論理展開としては不可能である。それを行えばルール破りであって、それは神秘的概念となる。

　しかし、「転換」という言葉によって、フロイトは2つの方法を、いとも簡単に結びつけた。つまり、2つの方法間の「未知の飛躍」を事もなげにやってのけた。つまり、飛躍したのは「人間・フロイト」その人だった。彼の思考の飛躍が余りにも自然で、その後継者たちは、そこに論理飛躍があるとは気付かない程だった。

　この意味では、どのように控えめにみても、フロイト流の転換概念、言い換えれば、心因性の身体症状という概念は、一種の神秘的概念に属している。問題は、神秘的だから、マジカルだから排除すればよいかというと、そうではない。神秘的故に、「虚」と「実」の入り混じった「生」の世界を、臨床の現実を、医学的な枠を捨てることなく語るのに重宝だった。しかし、その言葉には副作用があった。それは、治療者自身が転換概念の神秘性を忘れることによって起きた。光化学スモッグの心因説はその典型であった。

　眼の前にいる一人の「患者」に、フロイトは心身両面の異なった方法を用いて、2つの異質な臨床所見を得た。実は、臨床実践においては、そのような方法は少しも不思議ではない。ルール破りでもない。神秘的でもない。臨床家は複数の可能な専門的方法を駆使して、眼の前の「一人の患者」を見る。そのような複眼視ができなければ臨床家

にはなれない。それは日常的に臨床家が行っていることである。

　どのような異なった方法で得た所見も、眼の前にいる、その「人間」の中では、未知なる形で統合されている。こうしてみると、「未知な飛躍」が可能になる場は、「患者」と「人間・フロイト」の一回限りの出会いだったことになる。

　フロイト自身は臨床で科学的法則性を追求するつもりでいた。しかし、晩年、彼は自分が求めていたものが神話学に属することに気付く。つまり、彼は個々の「人間」との出会いについて語っていたのである。彼は、臨床において「人間」を再発見していたのである。彼は科学を超えた「人間知」を語っているのである。それは論理の飛躍、神秘概念なしでは成立しなかっただけである。

　彼の真の魅力は、精緻な一例報告である。シャルコー以来の伝統的な、精緻な観察と記述。それゆえに、臨床スーパーバイザーの条件として、専門誌に精緻な一例報告を書いている人から学ぶことを、私は勧めるのである。

　転換概念を作り上げたことによって、視野に入ったもの。飛躍。その「間隙」にある「未知なるもの」。それは臨床における生きた「人間」であった。この方法論的飛躍によって、フロイトは専門分化した知識の壁を超えた。そのことによって、一度は、専門分化した知識の「間隙」に落ち込んで、見えなくなった「人間」を、再び、視野に入れた。

フロイトの転換と改宗

「人間・フロイト」が、どのようにして、この飛躍をなし遂げ転換概念を構築したのか。そのことこそが語られねばならない。

1876年、20歳、フロイトはウィーン大学医学部の学生として、ブリュッケの生理学研究所にいた。彼らの信条は、「有機体の中には、物理化学的な力以外のものは働いていない」であった。その主張はヘルムホルツ学派といわれた。

転換概念が、初めて、彼の書物に出現したのは、1894年、「防衛・神経精神病」という論文である。この間に何かがフロイトの身に起きたのである。

実は、フロイトは1885年、心ならずも研究室を離れて開業しなければならなかった。彼は多くの神経症者に接しなければならなかった。そして、彼のトレードマークとなった自由連想、つまり、心理学的方法を身に付けた。もはや、彼は研究室の神経生理学者ではなく、世俗的な心理学者であった。

このように、彼自身の立場、関心こそが「飛躍」したのである。

彼が用いた"Konversion"という言葉は、本来、宗教上の改宗や思想上の転向、つまり、存在をかけた信念を乗り換えることを意味する。フロイトは開業したことによって、彼自身の医学的信念を「改宗」したのである。大学の神経生理学者から開業医へ、生理学から心理学へ、科学的研究者から臨床実践家へ。彼自身が転向した。こうして、「心的なものから身体的なもの」を説明する他にない立場になった。

フロイト流にいえば、彼自身の人生史的な「改宗」のテーマを患者

に「投影」した。そして、"Konversion"の語を二義的に用いた。自己の信念の変革としての「改宗」と、神経症状における「転換」とである。その証拠に、ヘルムホルツ学派のブロイエルやフリースは、この時期に彼から離反したのである。

　精神分析を構築してからも、彼は、唐突な「転向」を繰り返している。彼は一番、大切なところになると考えを変える。心的実在、死の欲動など。そして、唐突な論理飛躍を重ねる。そのことで、彼の語りには一貫性がないという誹りを聞くことが少なくない。しかし、その転向こそが、臨床家としての彼の魅力であった。

　精神科の患者は、実に、「改宗」といえるような心的変化を体験して治癒し、治療者を驚かせる。治癒は何処かから、突然、来る。その奇跡の起きる現場を視野にとどめたいならば、臨床家は大きな論理飛躍を生きる他にない。自己の中に、大きな飛躍と内部分裂を保ちつづける他にない。自分が変化しつづけ、流動しつづける他にない。フロイトの著作からは、その変化の過程が赤裸々に読みとれるのである。

　私がフロイトに共感を持つのは、彼の「知」に秘められた飛躍の技法であり、その語用法である。そして、「知」のダイナミズムそのものである。「転換」概念は、まさに、フロイトの才能そのものであった。彼のファナティックな神話学は読むには楽しい。しかし、少しく飛躍が過ぎて、臨床で役立てるにはリスクが大きすぎる。

　それにしても、何故、フロイトは、これほどまでに、心理的方法、つまり、自由連想に頼らねばならなかったのか。かつて、自分の過ちでコカイン中毒に陥れた友人への贖罪の意識があったからなのか。このような問題の研究には、原典となる未発見の資料を発掘する他にない。それは考古学的発掘に等しい。それは日本にいては見えないところにある。精神分析学は追試可能な客観科学とは質的に異なる。むし

ろ、そこに彼の研究の存在価値がある。

　神経症症状は過剰に人間的なのだ。神経症治療にかかわると、その症状の「虚」と「実」をめぐって、治療者の解釈が過剰に刺激される。治療者の無意識が賦活される。もはや、治療者の頭脳は第三者ではいられない。中立性を失う。治療者の病理が暴き出されてしまう。治療者のファンタジーが可視的になってしまう。それが、神経症治療の恐ろしさである。

　結果として、フロイトの著作は、近代科学が語れないものを、私たちに語らせる豊かな未開の宝庫となった。

方法論的な考察

　心理学と生理学の2つの方法の「間隙」に、フロイトは臨床における「未知なるもの」、つまり、「人間」のカオスを見た。現在、科学的医学各論は格段の進歩を遂げた。観察方法も治療方法も資格制度さえも洗練された。しかも、専門各論と、それを特徴付ける方法は無数になった。もはや、研究者は「人とは」、「心とは」と問うことを止めた。「生きた人間」は過剰な専門知識の間隙に、ぼんやりとしか見えなくなった。心因の言葉は隠蔽されて、身体化、身体表現性という呪術的ともとれる言葉に置き換わった。こうして、臨床病理学は現代の「知」の弱点となった。

　専門家は専門的方法を用いて、それに応じた事実を得る。個別的方法と個別的事実は対になっている。臨床においては、無数の方法を駆使して、多くの異なった事実を得る。こうして手に入れた事実は、異なった専門性に属しており、質的に異なっている。どれもが、その範囲では正しい。みな正しいが、みな異なったことをいう。

　そこには「多重な方法、多重な現実（multiple methods、multiple

realities)」というべき現代的な「知」の状況がある。科学が進歩するに従って「知」は分断化された。

　このようにして専門知識で構造化された知覚からは、人間の「全体」像は後退した。今や、「人間」と、その「心」は構造化された「知」の「影」として、そのネガとして、透けて見えるのみである。

　臨床的治療では、薬理学的、社会医学的、心理学的、法学的、倫理学的等々、一人の患者に対して、多くの専門的知識を必要とする。各論的な専門家ばかりが多すぎる時代である。あまりにも、「知」が専門分化している。私は精神療法の、あるいは、薬物の専門家だからといっても、それだけでは臨床は成立しえないのだ。

　これをヤスパース流にいえば、我々は個々の方法と、それに応じた事実を持っている。個々の方法は個々の事実を与えるだけであって、「人間」の全体は「未知なるもの」にとどまる。

　「全体」を捉えようと努力すれば、それは個別的方法の間隙に、個別的事実の間隙に、随時、「全体」らしきものが出現するにすぎない。それは方法論的意識の全体の中に、その都度、「人間全体」として開明されるだけである。そのように、眼の前の人間を「わかる」ことはできる。その体験を患者と共有することもできる。それに従って話し合うことも、行為形成することもできる。しかし、その多くは、患者と医師の一回性の出会いにおいて価値がある。そこに科学的普遍性を求めることはできない。洋服作りにたとえれば、治療は本来的に、オーダーメイドであって、レディーメイドではないからこそ貴重なのである。むしろ、個別的な客観科学そのものではなくて、それを基盤で支えている「思考枠」にかかわらざるをえないのが精神科臨床、否、臨床総論の特性である。それは科学を成立させる条件であっても、客観科学そのものであってはならない。

「患者をわかったと思ったら、もう患者が見えなくなっている」
土居健郎の言葉は、このことを言い当てている。

これを前提として、方法論的意識を、次のように定式化しよう。
存在する全ての観察方法の全体を視野に入れれば、次の多次元的な図式が導かれる。

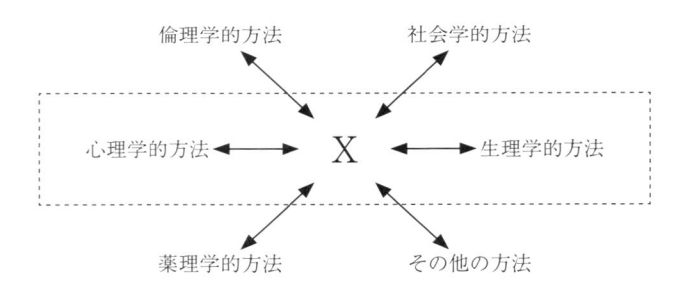

```
         倫理学的方法        社会学的方法
              ↘              ↙
    心理学的方法 ←――→  X  ←――→ 生理学的方法
              ↗              ↘
         薬理学的方法        その他の方法
```

このうち、特に、心理学的方法から生理学的方法のみに、つまり、図の点線の内部だけに注目してみよう。つまり、他の方法を無視して良い状況があると想定してみよう。そのときは、「心的なものから身体的なものへの飛躍」、つまり、「転換」概念が合理的に仮定されうる。つまり、式（4）が合理的に導き出される。

つまり、それ以外の要素を考慮に入れねばならない時は、式（4）は妥当ではない……、ことになる。それでは、フロイトの示した式（4）は誤りだろうか。そうは言えない。「未知なるもの」とは、無限の次元を持ち、その中に何でも取り込むことができるカオスに他ならない。それは宇宙におけるビッグバンのように、全てを生み出すカオスだからからである。フロイトは「無意識的なもの」という表現を、実際には、明確な定義なしに用いた。それは如何なる非合理も許される場であった。要するに、臨床にいるかぎり、「未知なるもの」と出

会うことは避けられない。

　この説明の図式においては、「心から体へ」か、「体から心へ」のどちらが正しいかという答は、一般論としては、論理的に導き出されることはない。それは、未知である。個々のケースに応じて、治療者と患者が話し合って開明して、行為形成すべきものである。

神経症の臨床病理

　ここでは、神経症各論を概観する作業は行わない。むしろ、神経症的身体症状の臨床病理学的考察を行う。

　神経症の身体的愁訴は身体医学的には疾病非特異的である。つまり、症状は固有の身体疾患の存在を証明できない。言い換えれば、身体的精密検査によって主要な臨床症状のすべてを明確に説明できる身体科の医師、あるいは精神科医は存在しない。むしろ、身体科の医師は、その訴えの背後に明確な身体疾患を証明できないときにこそ、患者を精神科医に紹介する。

　精神科受診で何が起きるか。

　「誰がこんな悩みわかってくれる。きいているだけじゃない。ききのがすだけじゃない。でも、きいてくれるうちに精神的なものになっちゃうんじゃない。もう、精神科では話さないよ」

　これは、前掲の光化学スモッグ被害者の訴えである。彼らは、この悩みを自ら突破する力を持っていた。若さがあり、家族があり、仲間がいて、支援者たちが沢山いた。

　しかし、精神科医が臨床で出会う一般的な心気的訴えは、むしろ、孤独である。実は、患者こそが、身体症状という出来事に戸惑っている。症状の原因も、その対処も、生命の守り方もわからない。何故、心が理由で身体症状が生じるといわれるのか、どのようにすれば

良くなるかわからない。症状の原因が「未知なるもの」ゆえに恐怖する。原因が「わからない」ことこそが主要な関心事であり、そこにこそ「死の恐怖」が棲みつく。

例えば、頭痛や動悸。それを心の力、自己洞察によって支配する他にないと考える。修行者のように、自力で身体症状に打ち克とうと闘う。ここに、自己による自己への闘いが始まる。この闘いは、多くは、自己の敗北で終わる。自己への自己の闘いだからである。敗北は症状への「とらわれ」を強化する。そして、闘いに勝利できない自己を恥じる。自責の結果として、「死の恐怖」に支配される。そこに神経症を支配する基本的恐怖がある。

精神科医は、まずは、身体症状そのものについて、精密に、臨床医学的に再聴取するところから始める。精緻に身体症状、特に、不定愁訴、自律神経的愁訴の現実について聴取する。

当然、精神科医は患者と身体的愁訴、その陰性所見の「謎」について話し合うことを避けられない。神経症の治療においては、陰性所見、つまり、「未知なるもの」、「わからないもの」、つまり、了解不能性について、如何に、患者と話し合うかが信頼関係を決定する。身体症状の、陰性所見の「謎」から目を逸らさないこと。それが、治療者にとっては、予想を超えて難しい。

症状の心理的意味を解釈する以前にやるべきことがある。

検査所見で証明できない身体的症状という未知の現実を、患者が如何に考え、今後、如何に行動するつもりか。そのように患者の真意を問い続ける。そして一緒に考える。痛み外来に行くつもりか。鎮痛剤の使用で薬物依存になることは恐れないのか。神経性疲労状態はないか。人生の如何なる転機にいるのか。「とらわれ」の心理に如何に対処するか。生活習慣に問題はないか等々。医師が問うべきことは限り

ない。

　そのような問い掛け自体が、患者を身体症状への「とらわれ」から開放する。そのように話し合い、患者と一緒に歩む。自然に患者が答を出す瞬間を、治療者は余計な解釈を加えずに、ただ、辛抱強く待つ。ここが重要だが、答は医師の中にはない。

　患者も治療者も、又、人間は何処から来て、何処に行くかすら自ら語れない存在である。そこにこそ、「死の恐怖」がある。そして、その了解不能性、未知なるもの、あるいは、カオスこそが、「生」であると気付く。「死の欲動」こそが、「生の欲動」であると知る。

　了解不能なところには不確定性がある。その不確定性が、人間の自由な意思決定を可能にする。こうして、患者の治療的な選択肢が可視的になる。優れた仏師は楠の木と語り合い、その木の命の形を見極めて菩薩の形を彫り上げるという。そのように、自由意志と自然の摂理、その融合によって治療過程は形成されていく。そのようにして心の形が可視的になる。治療過程と彫像の比喩は、実は、フロイトが用いている例である。読者は気付いたであろうか？

　実際に、前に紹介した症例M子は、「やはり、私は精神科でないと治らない」と決断して、遂には、自ら治療を終了して去っていった。

　心気的訴えの治療には、予想以上に大きな労力とスキルが求められる。本来、心気症患者の訴えは、心身の「謎」を含んでいるからである。その訴えは、心と身体の狭間にある患者の「生（bio）」の表現である。それを「記録（graphy）」すれば、そこに、自ずと、患者の「伝記（biography）」ができあがる。このように考えて、フロイト、ヤスパース、森田正馬、土居健郎の行間を読み直すと、改めて、彼らの臨床技法が理解できる。要するに、彼らは皆、すぐれた、「生」の語り部だった。

そのような地道な観察と記録を省略しても、定形的な解釈を与えれば、心的洞察によって、自ずと「不安」が解消して身体的症状が融解すると信じる者が未だにいる。その時、治療者は既に安易な呪術的な幻想に陥っている。治療者すら、そのような過剰な了解可能性に誘い込まれる。それこそ心気的訴えのトリックなのである。

　以上、一般的な神経症治療について論じてきた。これ以上は、少し議論を広めて、臨床病理学的な定式化を行う。
　ヤスパースが定式化したように、統合失調症の一次的妄想では了解不能性が直接的に、突出して、治療者に開示される。その時、治療者は、明証性をもって、「何処がわからないかわかること」ができる。それゆえに、「わからない」といって、患者と話し合うことができる。
　一方、神経症症状においては「わからないもの」をこそ見失う。「わかった」気にさせられる。治療者は症状形成のメカニズムを理解していると思ってしまう。そのようにして、治療者は他者への謙虚を失う。神経症症状には不思議な力があり、一流の精神科医をも過度な了解可能性に誘いこむ。それこそが神経症症状に固有のトリックであって、治療者が過剰な了解可能性に陥ったとき、患者の自由性を見失う。このとき、治療者は既に専断的治療に陥っている。「わからない」ところが見えるからこそ、そこに他者の自由性をみいだす。そこで初めて、人と人は相互に尊重し対等に出会うことができる。

　ここまで書いてきて、私は驚いている。「見えないもの」。それは人間だった。「人間を見ること」。皮肉にも、その言葉こそが、初心者の時に私が強く反発したものだった。その言葉はベテラン臨床医が自己の無知を欺くために用いる偽善だとして……。私は長い年月を経て、その言い古されたに言葉に回帰したのかもしれない。見えないものこ

そ見なくてはならない。多くの臨床家は、この言葉のパラドックスを当然と思うであろう。その方は既に私の先を歩んでいる。

　本書の「知」を私は「間隙の知」と名付けた。
　それは、精神医学各論の過剰な「知」の体系を既に学んだ者が、それでも欠けた膨大なものがあると臨床で気付いたときに見えてくる「知」の形態である。「間隙の知」とは、一種の欠如態の「知」である。ヤスパースは「人間知」という言葉を用いるが、伝統的な精神医学の知識を持たない者の人間知と、精神科医の知識では構造的に全く異なっている。精神科医の「知」は、良くも悪くも、単なる、人間知ではない。精神科医の「知」は苦痛なほどに過剰な専門知識に満たされている。侵されている。精神科医は専門知識の「間隙」に、そのネガの部分にこそ、「生きた人」を見る他にない。
　「臨床の知」という言葉は、傍観者が治療行為の外部から見るときには良い。しかし、臨床家にとっては余りに漠然としていて、臨床の何処に、そのような知恵があるのかわからない。むしろ、臨床家が語り出す出発点には便利だが、それだけでは医師の自己弁護の言葉になりがちなので、その言葉を用いる治療者はほとんどいないと思う。
　古典的な「無知の知」という言葉もある。しかし、その言葉では現代の「知」の特異性、病理性を語ることはできない。現代の精神科医が投げ込まれた過剰な「知」の苛酷さ。現代人は過剰に知的なのだ。人が保持しうる以上の専門情報を与えられた者の悲劇。「知」そのものが頭脳の統御を大きく超えた恐ろしさ。自然を生きた古代の孤高の思索家の言葉が、その状況に当てはまるはずもない。現代という過剰に知的な状況で、患者の語りを聞く者には、「無知の知」そのままでは役に立たない。そこで、「間隙の知」という言葉に私は置き換えた。
　臨床精神医学に独自の「知」があるとするならば、それは生物学的

医学から社会医学まで専門分化した医学各論全てを網羅していなくてはならない。どの1つの専門知識を除外することも許されない。すべての臨床各論を包み込み、そのすべてを包括した「知」。それが臨床家を臨床家にする。包括するもの。それは臨床家の限られた頭脳からは手が届かない何かである。それゆえに、治療者は、常に、不完全な「知」にとどまる勇気を求められる。そして、そこにこそ「不可能な知」があると認識する。自己の知の不完全を自覚するからこそ、患者と対等に話し合える。共に考えることができる。そのような不可能性を含む「知」を身に付けたとき、人は臨床家と呼ぶ。

　それゆえに、専門分化の間隙にあるという意味で、「間隙の知」と名付けた。

　専門分化が先鋭化するほど、「知」の影の部分も肥大化する。専門理論が肥大化するに応じて、その「間隙」も大きく深くなる。複雑化し構造化する。「間隙」には臨床家の思考の痕跡が、痛みがあり、歴史がある。それは専門語のネガとして、その「影」として構造化されている。それが「間隙の知」である。それは医科学的知識から排除され、残余化した人間知の総体であり、科学的知識の影でもある。そのような「知」の形態、「欠如」としての知こそが、心の臨床を成立させる。

　「欠如」に気付いていることが臨床の知を可能にする。そのような「知」について語ることが本書の試みであった。その新しい契機を与えるのが、神経症研究であった。

　最後に、本書で取り上げた神経症の臨床病理について要約する。
　神経症の症状選択や症状形成のメカニズムは、未だに、確立されてはいない。心因、素質、身体因、外傷体験、環境因等々。要するに、

神経症に固有な病理は、未だに、わかってはいない。この一行を読んで、今なら、読者は納得するであろうか。しかし、神経症治療の真の困難は、そこに在るのではない。

　神経症の治療において、治療者は「わかっていない」ところ、つまり、「謎」の存在。了解不能性へと突き当たる。人間の了解不能性とは、他者の不気味さ、そのものである。ヤスパース流にいえば、それが突出して症状化するのが、統合失調症である。神経症治療では、治療者は他者の不可解にとどまることこそが難しい。

　神経症治療で生ずる第一のテーマは、神経症症状の、一見、「見え透いた」トリックの存在に気付くことである。

　神経症状には、治療者をも巻き込む、不思議な力、了解可能性へのトリックがある。それが治療者を「わかった」気にさせ、多弁にさせる。あたかも、神経症状の原因をわかったように説明したくなったら、治療者は、すでに、神経症症状のトリックに「とらわれ」ている。無限な解釈可能性への誘惑、症状形成を説明したくなる誘惑。そのようにして、治療者は他者存在の不可解と不気味から逃避する。他者からの逃避。これに対するのに必要なことは、「わからない」部分に気付いていること。了解不能性に気付いている限り、治療者は「問われる者」にとどまれる。しかし、他者の不気味に接するのは恐怖である。それゆえに、治療者は患者の意図は「わかっている」という過剰な了解的態度に陥り、症状を解釈して気が済んでしまう。そのようにして、人は他者の自由性を見失う。

　第二のテーマ。神経症の患者の不可解にこそ、人間固有の謎が秘められていること。

　心身相関、自由意志と心的決定論、自己欺瞞等々にかかわる人間共

通のテーマを伏せられた自明のテーマとして、神経症的症状が訴えられる。治療者も同じ不可解を共有している。しかも、自ら答えられないでいる。つまり、神経症の臨床では、人間存在にまつわる共通のテーマを自由に話し合うことを避けられない。それも平易な日常語によってである。そこに臨床のスキルが求められる。それは極めて困難である。その困難を引き受けるから、患者は治療者を信頼する。人生の同伴者と見做すようになる。そのような自覚なしには、治療者は神経症状のトリックから自由にはなれない。

　要するに、神経症治療においては、人間存在という究極の「謎」に直面せざるを得ない。薬物ですら、そのような関係の中で用いられなければ、真に有効にはならない。

　以上。本書では、神経症の臨床病理を「間隙の知」から再構築した。この試みが、読者が己の臨床を振り返る契機となれば、これ以上の喜びはない。

おわりに

　心の臨床家とは何か。

　治療者が遵守すべき価値中立性とは何か。そのようなことを考えていた若い私に、ここで報告した光化学スモッグ被害の事例が教えてくれた。中立性とは、治療者の、「今、ここに」の行為形成として紡ぎだされるべきものだった。中立性は治療者個人の責任とともにあった。

　私の友人には優れた臨床家が沢山いる。彼らは、私のように余計な理屈はいわない。ただ、見事に臨床的な困難を切り抜ける。彼らは既に臨床家としての良識を身に付けている。彼らは私にとって、名医である。私はそのように器用ではない。いちいち壁にブチ当たりつまづく。私のような人間は、彼らの何倍も文献を調べ考え、試行錯誤を繰り返す他になかった。その過程を自己チェックするために、いくつもの論文に書き残した。私のような不器用な治療者にとっては、この本は役に立つかもしれない。

　人は「心」のことを何処まで知っているか。人は「人間」のことを何処まで語ることができるか。臨床家として、専門的知識を学ぶほどに見えなくなるものがある。そのことを恐れて、何時も、心とは、人とは、と自らに問いかける癖がついた。一人のケースに会うたびに、そのように問う。多くのエネルギーを費やす。そして、遂には、そのエネルギーが眼の前の患者から与えられた「何か」だと気付く。そのような私が身に付けたものを、この本では「間隙の知」と名付けた。賛同いただけるであろうか。

　今は、一人のケースをみることも、私の人生の出会いの1つだったと思う。お互いに、人生という秘めやかで、しかも、大きな自然を旅している。歩くにしたがって、人は他者と出会い、自然と一体になる。

治療者と患者は大きな自然でつながっていると感じる。自然に仲良くなる。スモッグ被害の出来事は、眼前の現実を「歩く」ことこそが臨床の原点だ、と私に教えてくれた。

　そう思ったとて、旅人にとって、目的地は、いつも、仮であり、道はさらに遠く、未知なる土地へと、この世の彼岸へと限りない。その途中には、思いがけない不幸も多々経験した。心が挫けそうになる。そして、再び、私は不可能を追い求めていると知る。

　思えば、光化学スモッグ事件の論文を書いてから実に多くの専門論文を書いた。その半数は、いわゆる、科学的エビデンスを求めたものだった。今思えば、そのすべてが、私が旅の過程で書きとめた旅日記の一頁だった。ここに名の出てくる先達は私の道案内だった。今も、彼らの声が聞こえる。懐かしい。その懐かしさには、一抹の「寂しさ」が含まれる。歩みつづける脚が弱ったことを、臨床を去るときが近づきつつあることを、私は実感している。

　今まで、そして、今も、臨床の場で私を支えてくれる方々に感謝の念を込めて本書を送る。彼らこそが、本書で述べた「間隙の知」を生きていると思うからである。

　臨床家である読者にとって、この本が一つの道標となれば光栄に思う。

　　2015 年 7 月 1 日

著者

著者紹介　熊倉　伸宏（くまくら　のぶひろ）

1969年　東京大学医学部卒業
1978年　東京大学医学部助手
1981～1982年　英国Fulbourn病院，およびMRC精神医学研究所に留学
1988年　東邦大学医学部助教授
1994年　東邦大学医学部教授
2006年　メンタルヘルス・コンサルテイション研究所開設　現在に至る

著書

「甘え」理論の研究（伊東正裕共著）星和書店　1984，「甘え」理論と精神療法　岩崎学術出版社　1993，臨床人間学　新興医学出版社　1994，医学がわかる疫学（監訳）新興医学出版社　1996，社会医学がわかる公衆衛生テキスト（編著）新興医学出版社　2000，死の欲動　新興医学出版社　2000，面接法　新興医学出版社　2002，精神疾患の面接法　新興医学出版社　2003，メンタルヘルス原論　新興医学出版社　2004，心の探究　誠信書房　2006，「甘え」とスピリチュアリティ　新興医学出版社　2009，面接法2　新興医学出版社　2012，肯定の心理学　新興医学出版社　2012

ⓒ 2015　　　　　　　　　第1版発行　　　2015年10月23日

神経症の臨床病理

（定価はカバーに表示してあります）

検　印
省　略

著　者　　熊　倉　伸　宏

発行者　　　　　　　　林　　峰　子
発行所　　株式会社　新興医学出版社
〒113-0033　東京都文京区本郷6丁目26番8号
電話　03(3816)2853　FAX　03(3816)2895

印刷　株式会社　藤美社　　ISBN978-4-88002-191-1　　郵便振替　00120-8-191625

- 本書の複製権・上映権・譲渡権・公衆送信権（送信可能化権を含む）は株式会社新興医学出版社が保有します。
- 本書を無断で複製する行為，（コピー、スキャン、デジタルデータ化など）は，著作権法上での限られた例外（「私的使用のための複製」など）を除き禁じられています。研究活動、診療を含み業務上使用する目的で上記の行為を行うことは大学、病院、企業などにおける内部的な利用であっても、私的使用には該当せず、違法です。また、私的使用のためであっても、代行業者等の第三者に依頼して上記の行為を行うことは違法となります。
- JCOPY〈出版者著作権管理機構 委託出版物〉
本書の無断複製は著作権法上での例外を除き禁じられています。複製される場合は、そのつど事前に、出版者著作権管理機構（電話 03-3513-6969, FAX 03-3513-6979, e-mail : info@jcopy.or.jp）の許諾を得てください。